腸をキレイにしたら たった3週間で 体の不調がみるみる 改善されて40年来の 便秘にサヨナラ できました！

腸活で
人生変わり
ました！

順天堂大学医学部教授
小林弘幸 監修

松本明子 著

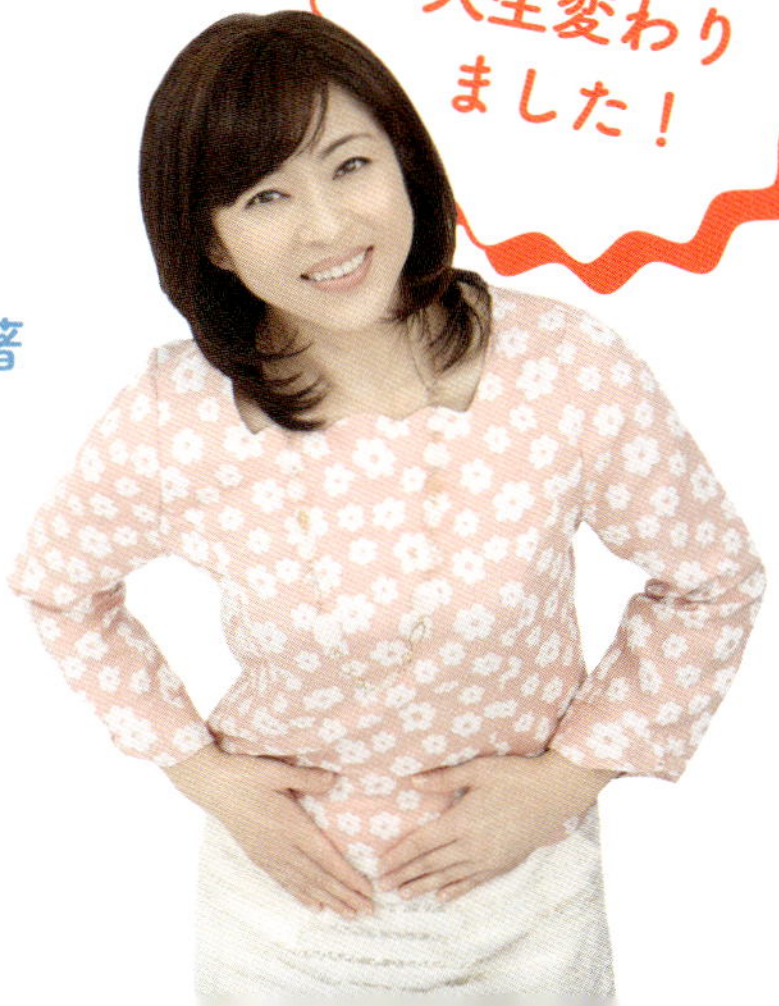

松本明子（49）
幼少期からの〝超最強便秘〟と
闘うこと40年以上。
カチコチに硬くなって
重たく張ったお腹に、
食欲不振、吐き気、肌荒れ、
更年期障害、睡眠障害、
そして、晴れない心を抱えて
日々、どんより暮らしてきました。

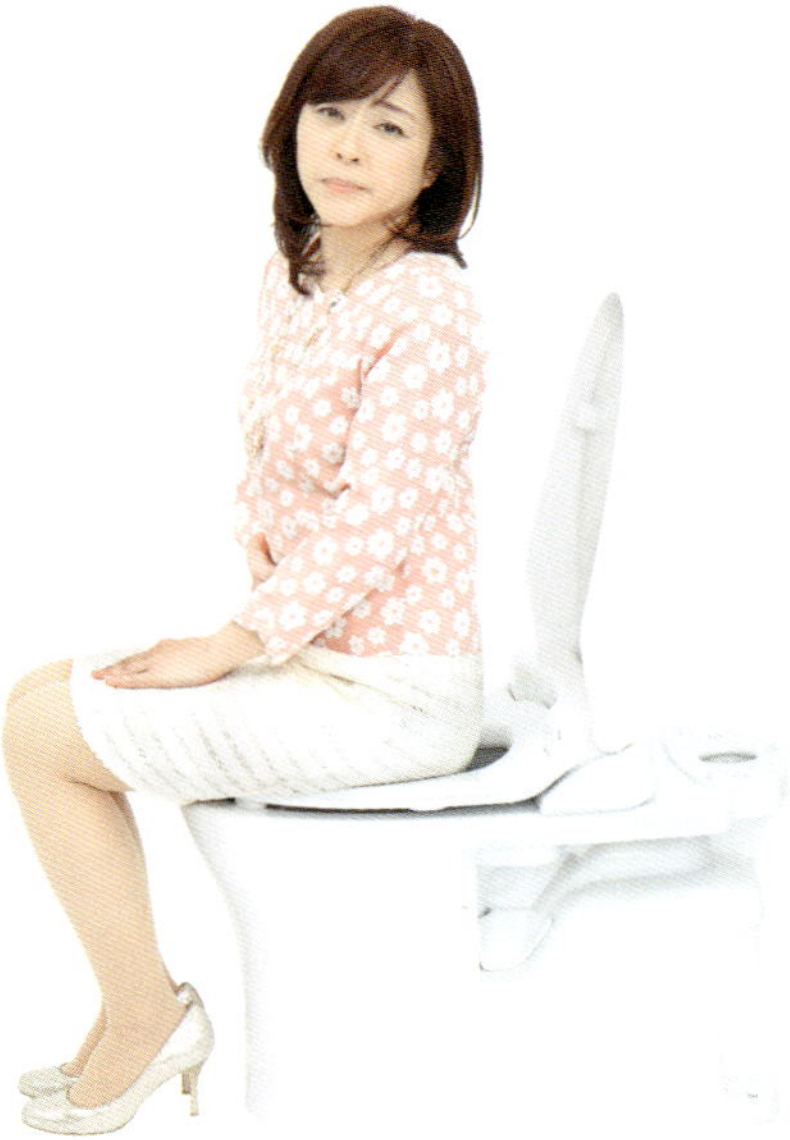

ところが！　なんと!!
たったの3週間で
私の腸は美しく
生まれ変わったのです。
お金をかけず、苦労せずに、
するんと快腸を手に入れました。

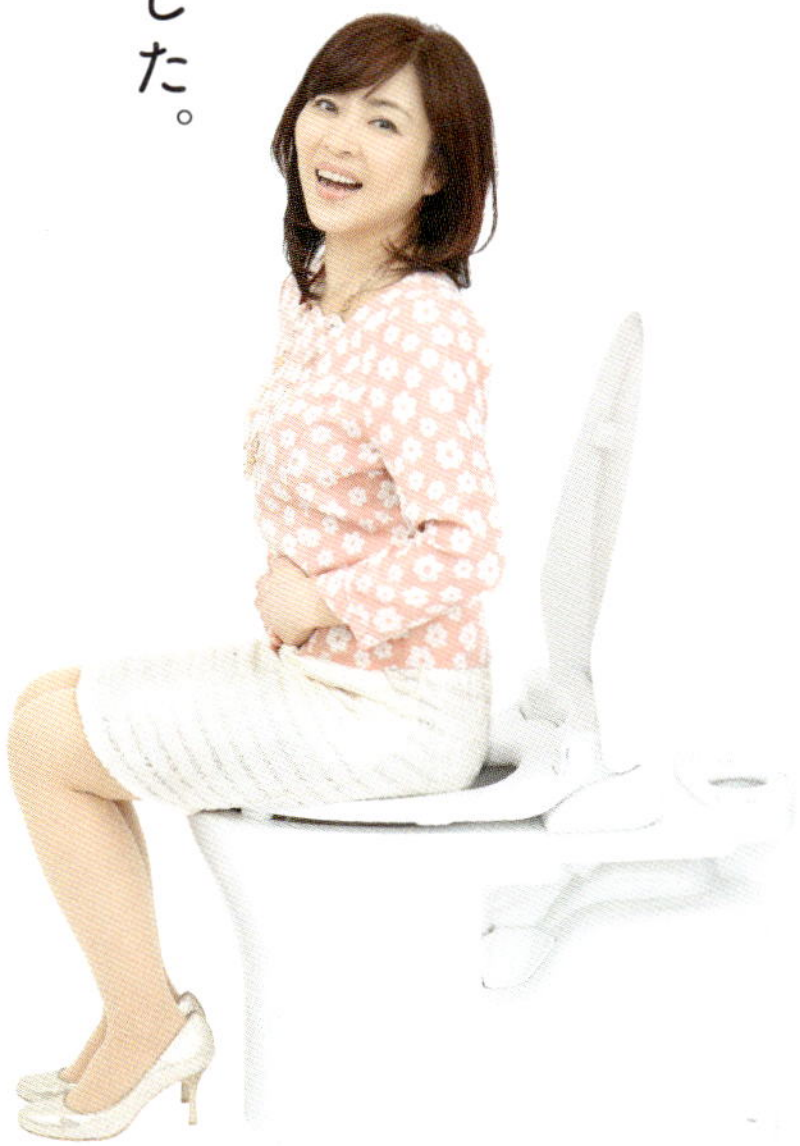

溜め込んだ便と一緒に
暗くて不快な人生ともお別れです！

美腸生活 たった2つの掟

一、お金はかけない

今回、私がストレスなく便秘解消に取り組めた理由のひとつが、コレです。なにも私がドケチだからというわけじゃなく（それもあるかもしれないけど）、なんだかんだいって、お金がたくさん必要になっちゃうと、続くものも続かないじゃないですか。

便秘を解消するのにかかる時間はわずかでも、美腸をキープするのは一生のこと。そう考えるとよけいに、お金はかけられませんよね。

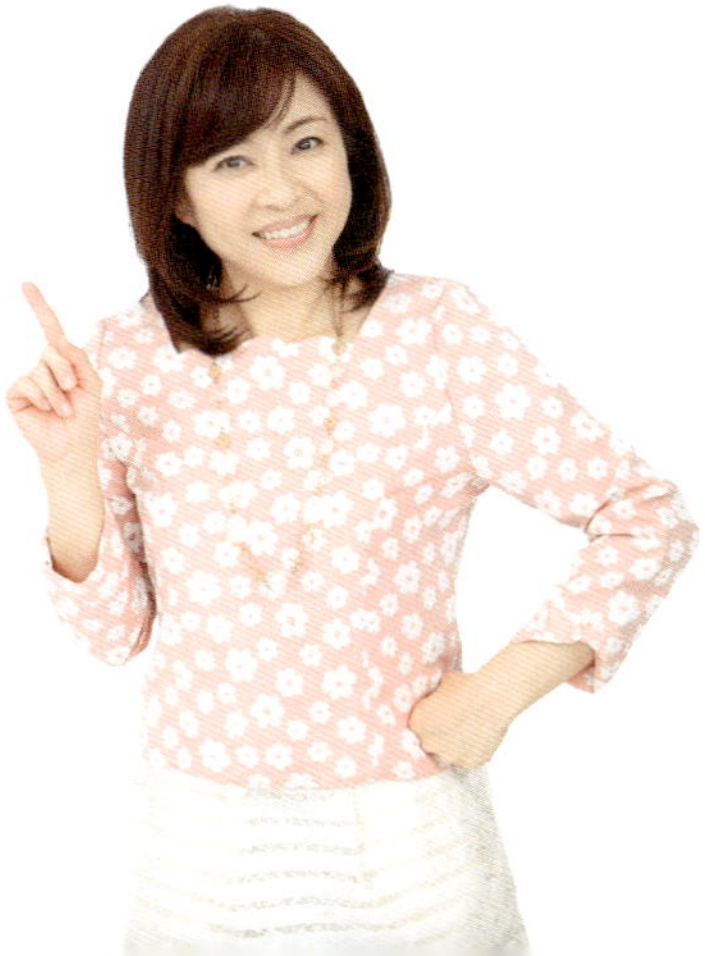

この方法は、自分の体ひとつあればできること、いつもの食生活を腸にいいものに変えていくこと。お金をかけようにも、かけるところがないんです。

一、がんばらない

がんばり屋、クソがつくほどの真面目、がまん強い。これが、便秘時代の私をよく知る人が、私の性格を言い表した言葉です。そして残念なことに、こういう性格の人ほど便秘になりやすいそうです。

がんばりすぎちゃうのも、「ねばならない」精神で真面目に取り組みすぎちゃうのも、さまざまな感情をグッと飲み込んでがまんしちゃうのも、ぜ〜んぶストレスのもと。このストレスこそが、腸をキュ〜ッとちぢこませ、便がとどこおってしまう原因でした！

だから、がんばらない。ゆる〜んとできることを、できるときに。

便秘とともに歩んだ私の人生

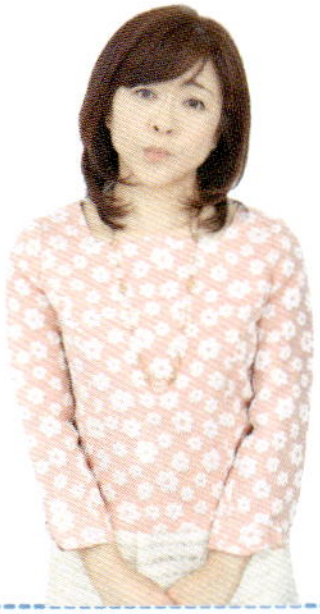

貧乏アイドル
してました

16歳

アイドル歌手としてデビュー！

しかし、鳴かず飛ばずで収入も少なかったので、偏った食生活になりがちでした。野菜もほとんど食べていなかったので、食物繊維不足で、便は溜まりまくり

5歳

幼稚園まで片道１時間！

トイレを我慢する習慣がついて、ますます便秘がちに

3歳

浣腸生活の始まり！

母親に定期的に浣腸をしてもらっていました

誕生

17歳

放送禁止用語事件！

放送禁止用語を叫んでしまい…、これが問題となり、仕事は激減。一時期芸能活動を停止し、途方に暮れて、自律神経は乱れまくりな毎日

ますます心身ともに絶好調！

現在

45歳

40年来の便秘にサヨナラ！

小林先生の〝便秘外来〟に出合い、たった3週間の腸活で私を苦しめていた便秘が解消！ 信じられない!!

妊娠しました♡

新しい家族が増えて、最高に嬉しい半面、妊婦時代はこれまで以上の便秘に！ トイレに4〜5時間滞在して、ねばっても全然出ない毎日でした

結婚しました♡

生活が落ち着き、和食&野菜中心の食生活に改善されたのに便秘は一向に解消せず

32歳

33歳

20代後半

『DAISUKI!』『電波少年』時代

仕事は絶好調！ しかし、あまりにも多忙なスケジュールや海外ロケが続いたため、便秘でお腹はカチコチに。さらにこのころからホットフラッシュなどの若年性更年期障害に悩まされる

41歳

母の死をきっかけに……

闘病生活中に母を苦しめたのが「腸閉塞」。母とよく似ている私もいつか腸のトラブルで大変なことになるのでは…。このままじゃいけない！ 便秘を治さなくちゃ。でも、どうやって…??

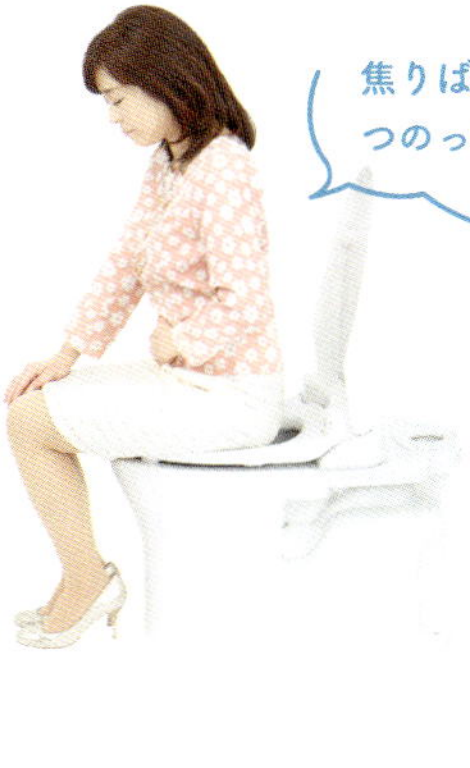

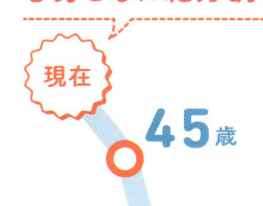

焦りばかりがつのっていく……

腸内環境がわずか3週間で改善!!

- 首までびっしりの吹き出物
- 重度の花粉症
- 睡眠障害
- 極度の冷え性 & 肩こり
- 食欲不振
- 若年性更年期障害
- ネガティブ思考

お腹はカチコチ 心はモヤモヤ

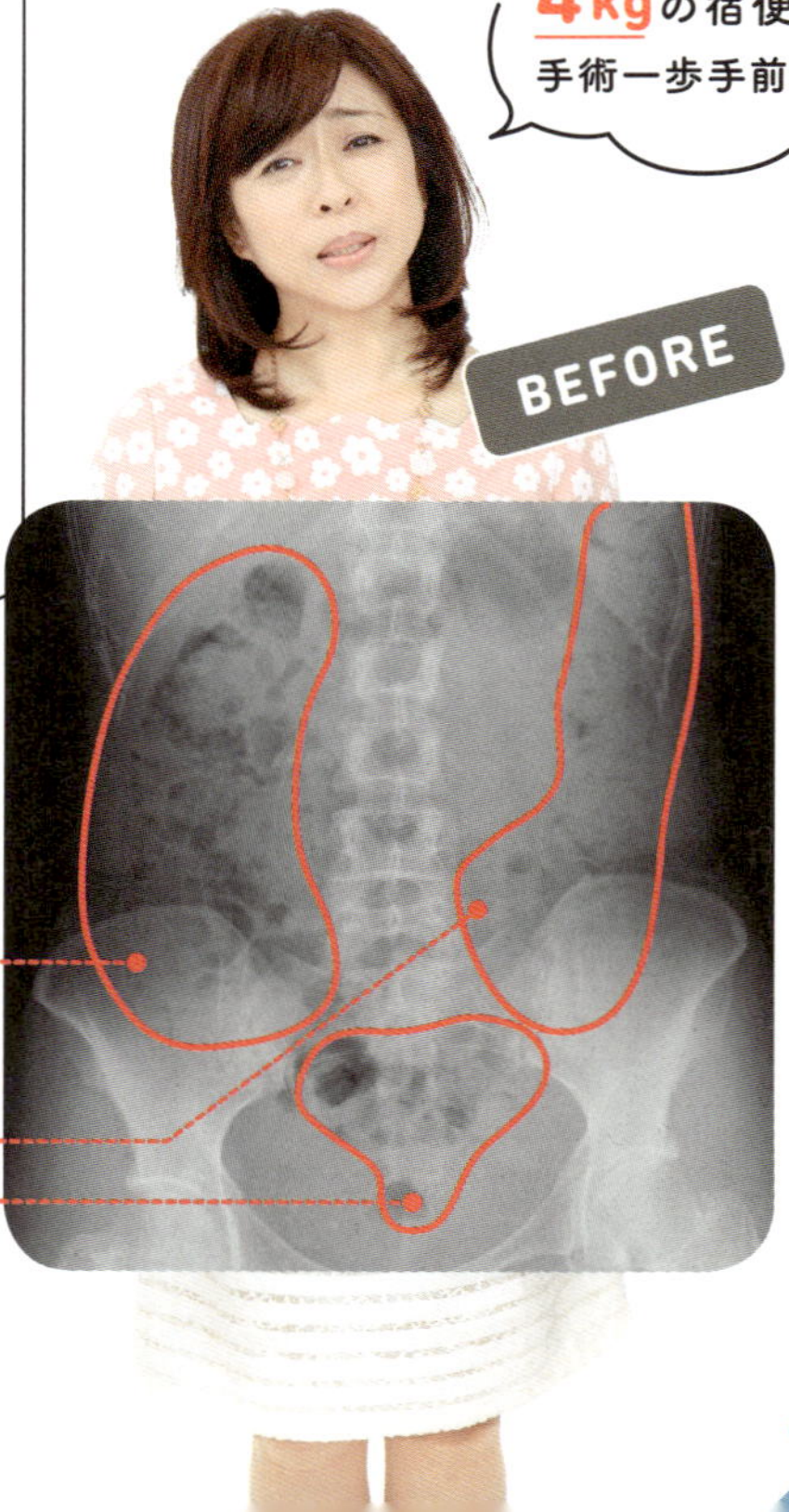

4年経っても快腸!!

- 美肌
p10
- 花粉症が改善
p12
- ぐっすり眠れる
p13
- 食べても太らない
p14
- ぽっこり下腹解消！
p15
- ポジティブ思考
p16

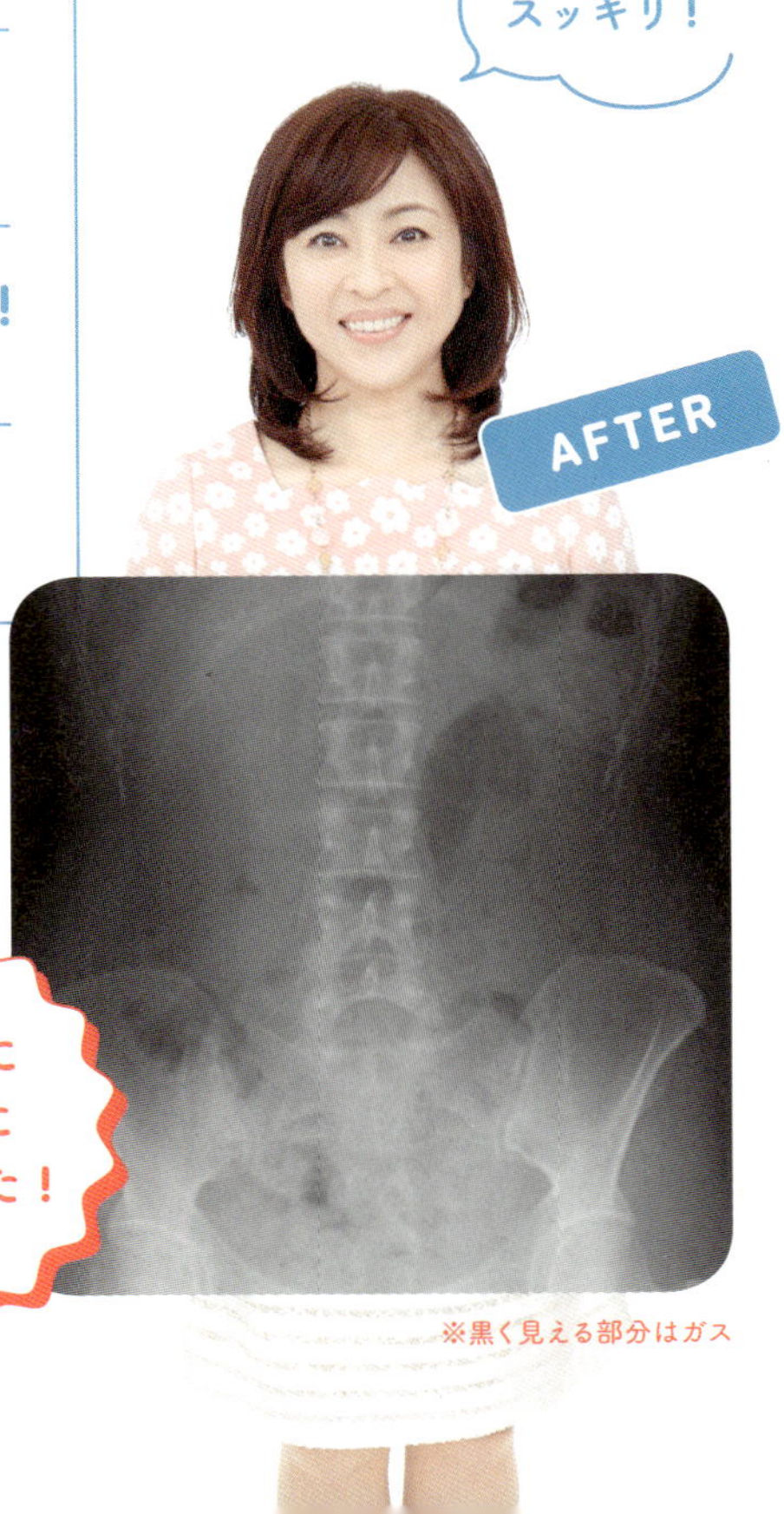

体と心の悩み、すべて解決しました！

こんなにキレイになりました！

※黒く見える部分はガス

解決！

肌トラブル

皮膚科に通っても消えなかったフェイスライン＆首元のブツブツが3週間でスベスベ肌に生まれ変わった！

便秘解消に取り組む前の半年間ほど、私はフェイスラインにできたものすごいブツブツに悩んでいました。

皮膚科に何度も通ってお薬を処方してもらっても効果ゼロ。ヘアメイクの時間の大半をブツブツ隠しに費やす有り様でした。

それが、お通じが改善するとともに、ブツブツも嘘のように消えたんです。

そして嬉しいことに、最近では〝美肌〟なんていわれちゃっている私です。

BEFORE

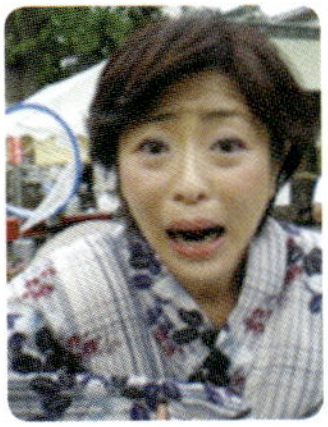

消えない目のクマ

便秘時代は顔色も悪かったし、目の下には隠し切れない濃いクマを一年中飼っていました。

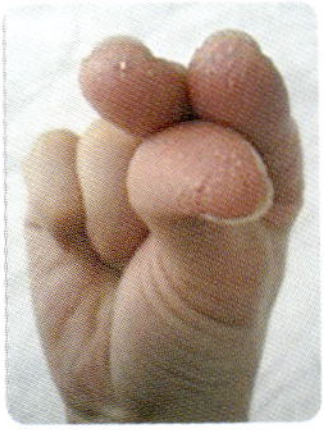

ひどいあかぎれ

水仕事はバンバンするのにハンドクリームを持っておらず、ガサガサの指先は冬の風物詩でした。

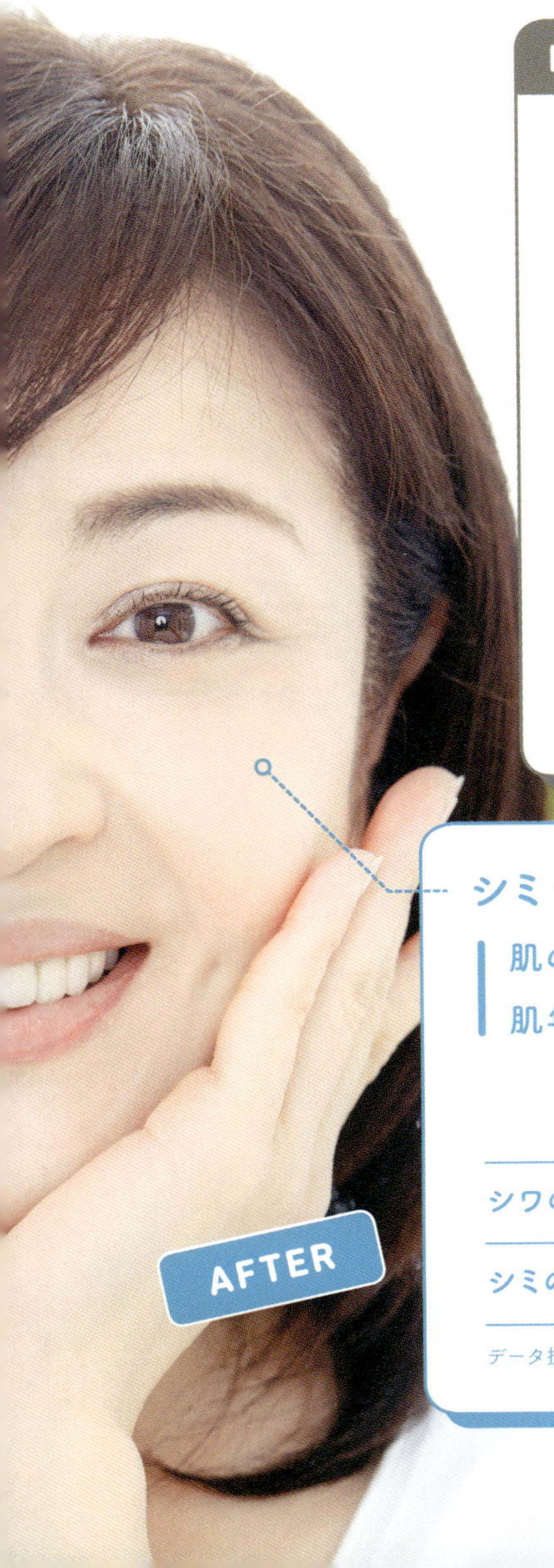

AFTER

シミ・シワが少なくなった

肌の水分量・油分量マイナス 24 歳

肌年齢は実年齢よりマイナス 12 歳

	同年代女性の平均	松本明子
シワの数	約 8 本	1 本
シミの面積	163㎟	67㎟

データ提供：わかばクリニック（2013 年 9 月 30 日の診断データ）

解決！アレルギー体質

花粉の季節の名物両鼻ティッシュにサヨナラ！

とにかく、花粉の季節は鼻水がダラダラ。いちいちティッシュで拭くのも面倒になり、よく、両方の鼻の穴に丸めたティッシュを詰めたまま過ごしていました。

ところがいまは、ティッシュの消費量が半減どころか、ほぼ必要ないくらいになりました。いまは、よっぽど花粉量が多い日以外はマスクなしでも平気です！

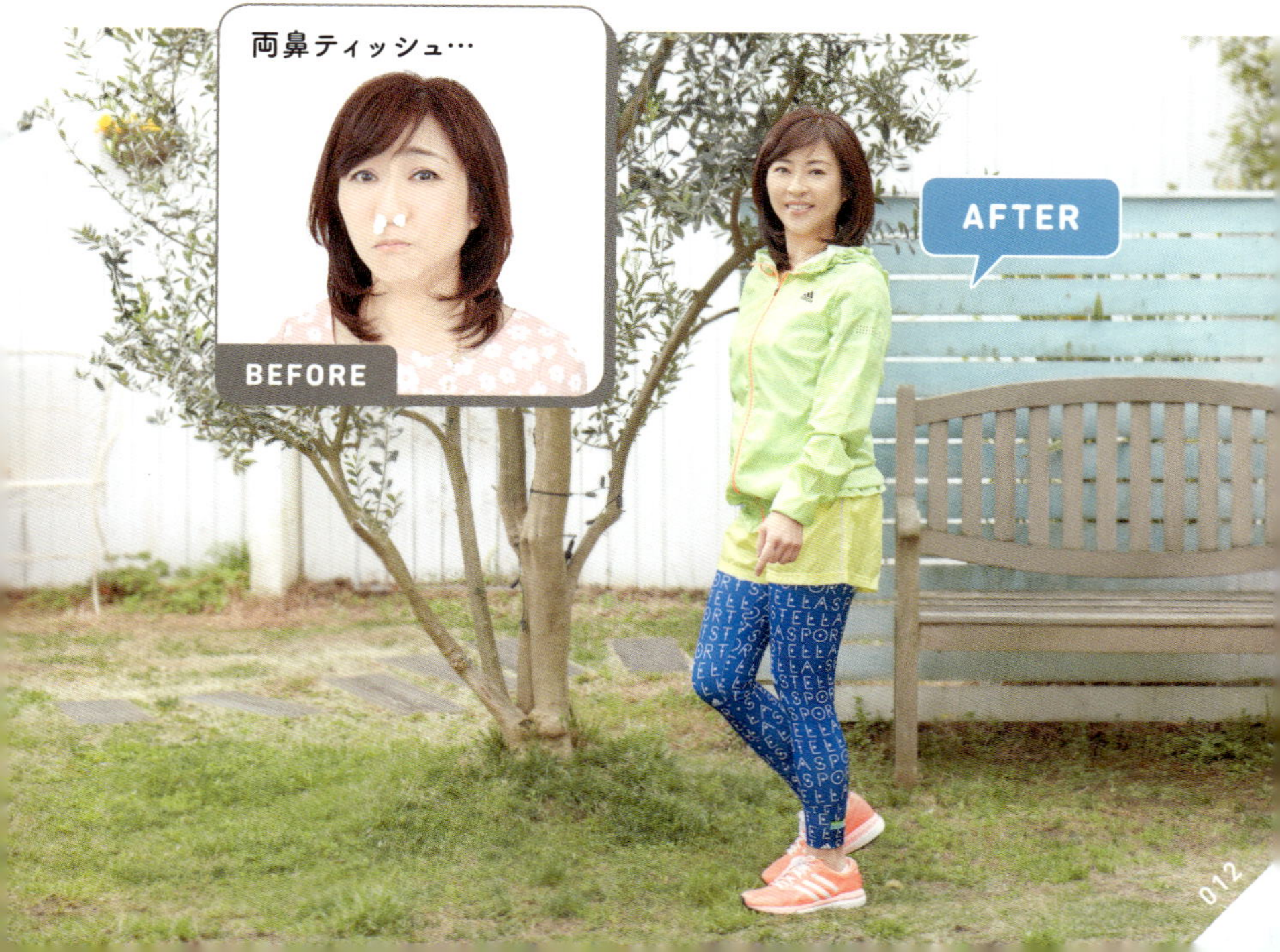

解決!

睡眠障害

朝までぐっすり眠れるようになりました!

極度の末端冷え性で、布団に入ってもまったく体が温まらず、せっかくうとうとしてきても、頻尿で夜中に最低3回はトイレで起きてしまう……。便秘だったころは眠りが浅く悪い夢もいっぱい見ました。

しかしこれまた便秘が治るのと同時に、おやすみ1分、一度寝たら朝まで目覚めない熟睡体質に生まれ変わりました。

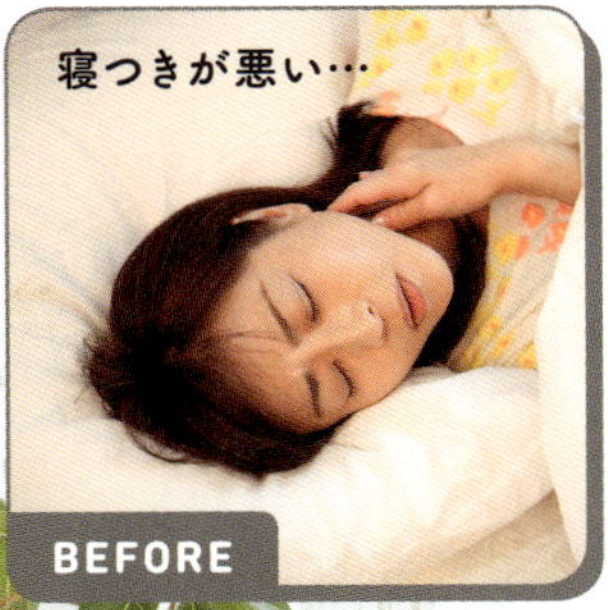

寝つきが悪い…
BEFORE

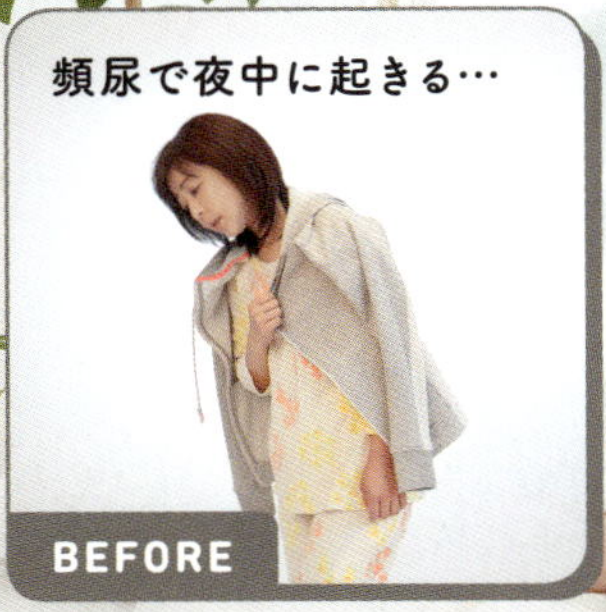

頻尿で夜中に起きる…
BEFORE

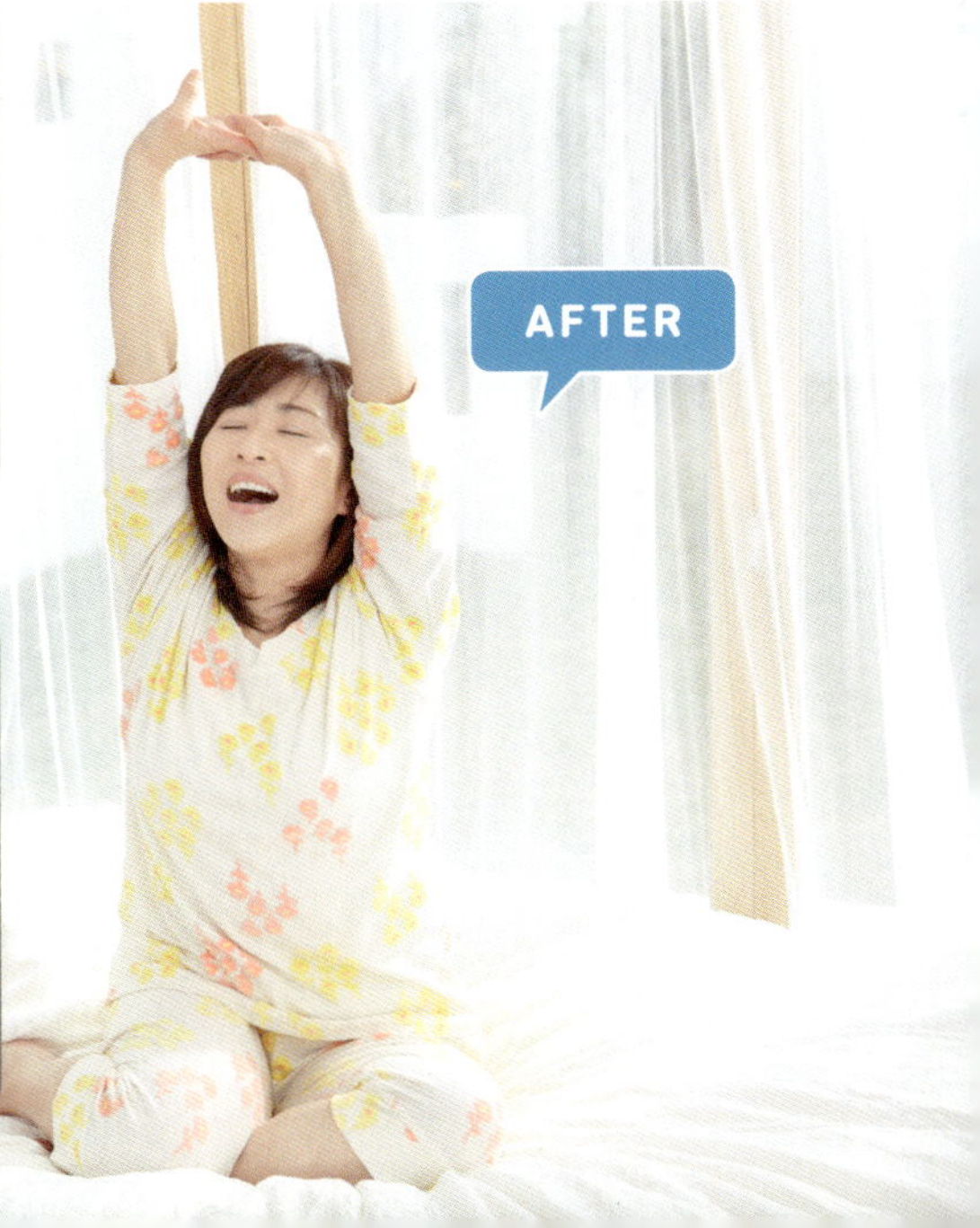

AFTER

解決!
食欲不振

食べても太らない&ごはんが美味しい!

便秘だと太りやすいというのもあって、とくに仕事が控えているときには、食べることが怖くて、ちょこっとつまんだらごちそうさま。それが日常でした。

だけど、お腹に便が溜まっていないと、ちゃんとお腹が空《す》くんです。食欲が湧いて、ごはんを美味しく食べられるだけでも幸せなのに、ガッツリ食べても太りません!

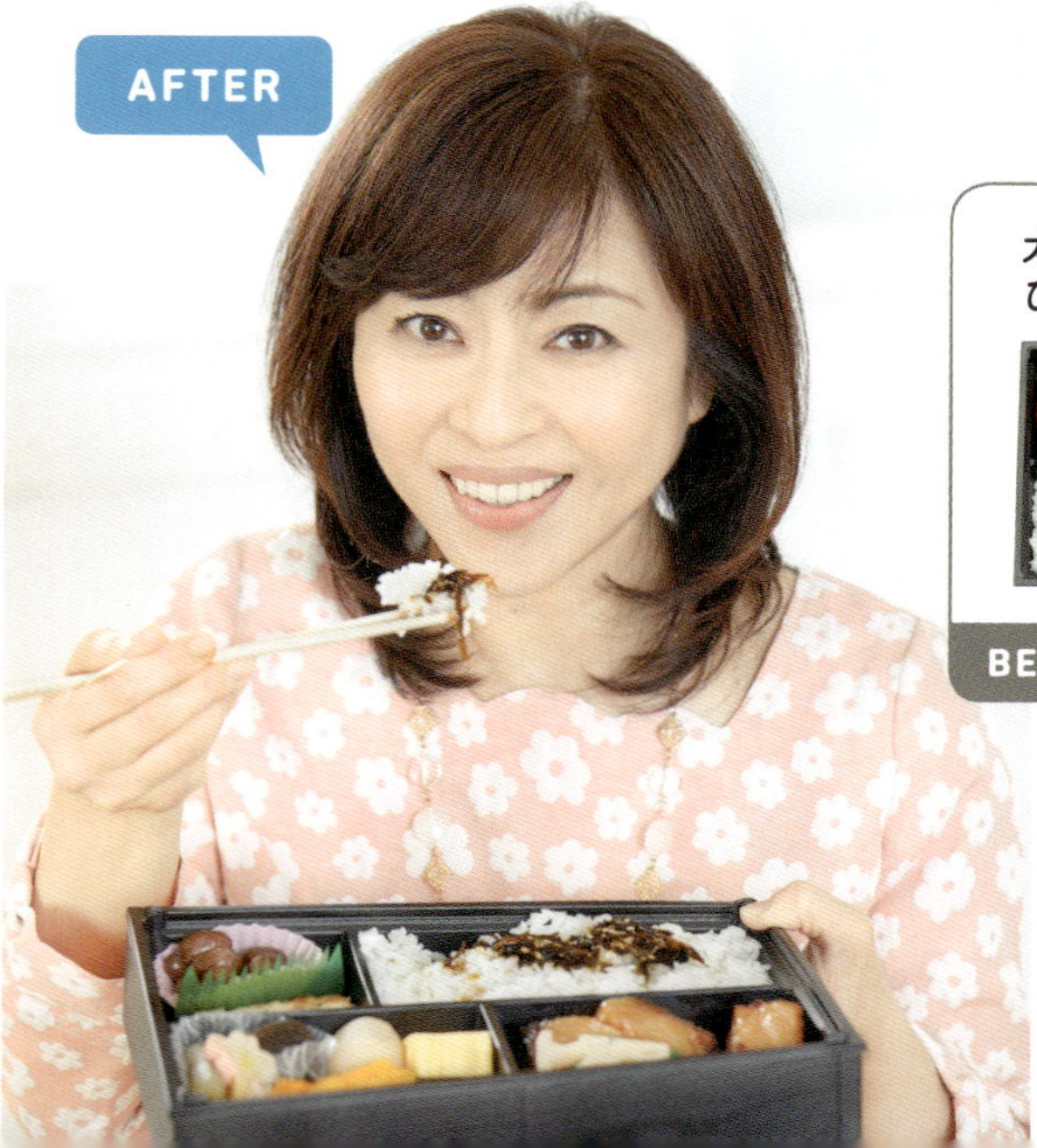
AFTER

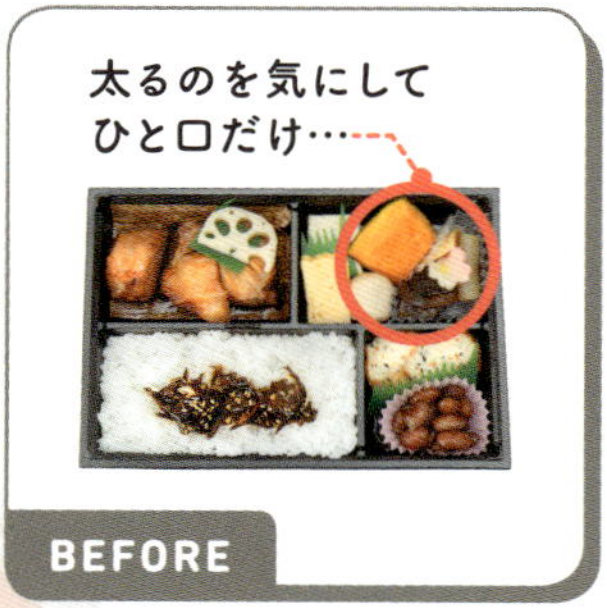
太るのを気にして
ひと口だけ…
BEFORE

解決!

ぽっこりお腹

下腹ぽっこりがなくなって、ファッションが楽しい!

下腹ぽっこりは当たり前。便秘がひどくなるとみぞおちからお腹がふくらむので、便秘時代の私の衣装は、ワンピースやチュニックなど、お腹まわりがゆったりしているものばかりでした。

便秘が解消されたらお腹まわりを気にせず洋服を選びたい放題。いまは、人並みにおしゃれ心が出てきちゃいました。

BEFORE

便秘解消前は下腹を隠すためにワンピースの衣装がほとんどでした

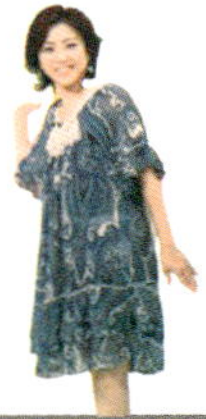

AFTER

体のラインが出る衣装も着られるようになりました

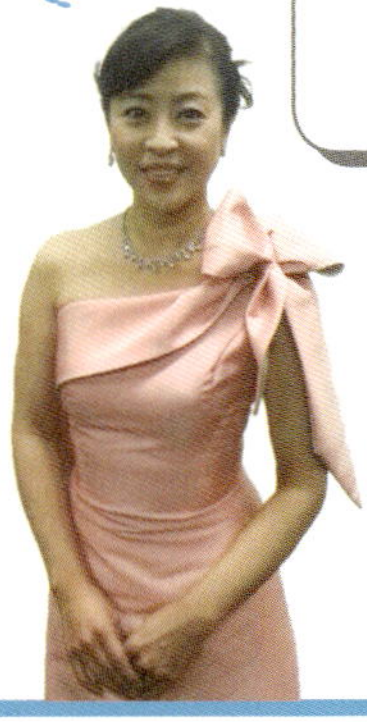

明るい色や柄物の私服が増えました!

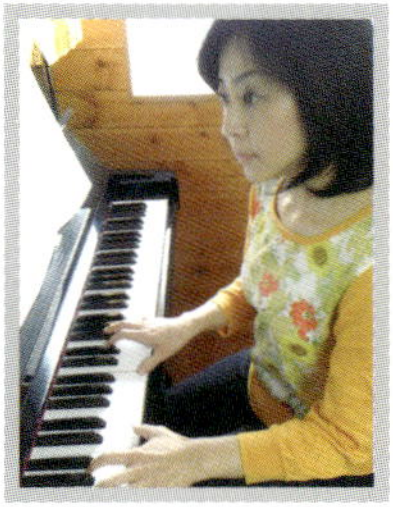

このジャケットは798円でゲット!

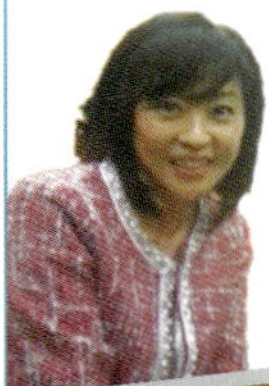

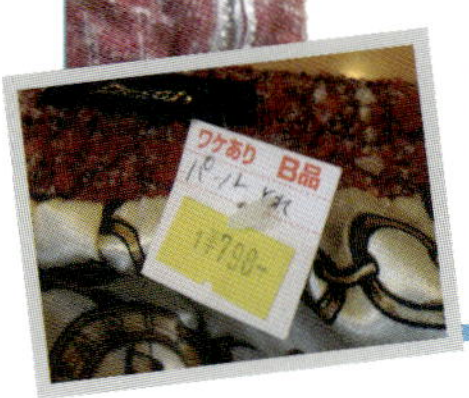

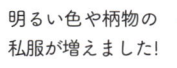

解決!

ネガティブ思考

毎日が楽しくていろんなことにチャレンジしたい!

反省、反省、また反省。いや〜、昔の私は暗かったですねぇ。それに、理由のわからないイライラを常に抱えていて、それを家族にぶつけてしまっていました。反省。
便というおもりがなくなったらすっかり腰が軽くなっちゃって、どんどん外出の予定を入れてジム通いも始めたら、反省しているヒマ、なくなっちゃいました(笑)。

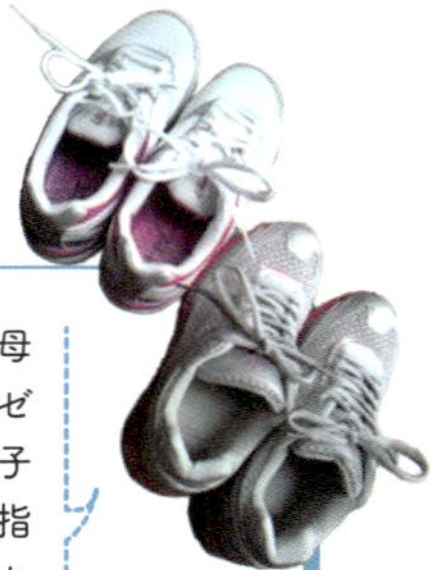

AFTER

ウォーキングをしている私とお義母さんの為に旦那がシューズをプレゼントしてくれました。いままで息子の履けなくなった靴を履いて、足指の水ぶくれをつぶしていた私を見かねたんだろうな

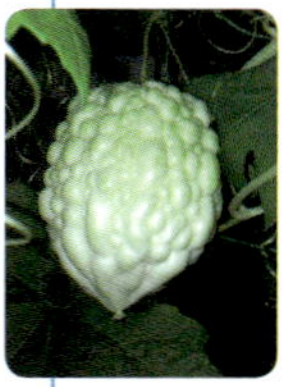

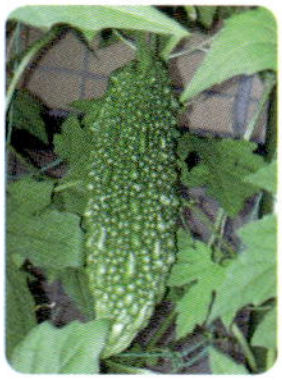

節約のために始めた、ゴーヤ栽培! 毎年ぐんぐんとゴーヤが育ち、お友達や近所の方におすそ分けするのが恒例になりました

毎日、たのしい!
毎日、元気!

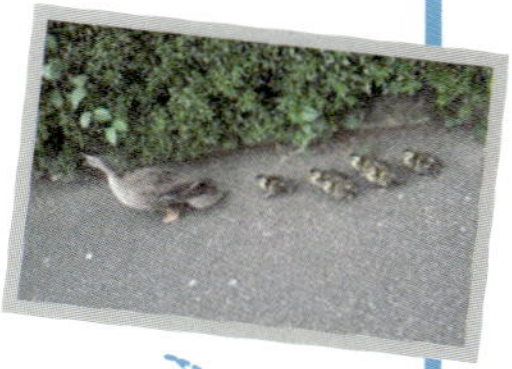

カルガモやカワセミ、シラサギを発見するのもウォーキング中の楽しみです!

ウォーキングしながら腸刺激ストレッチ

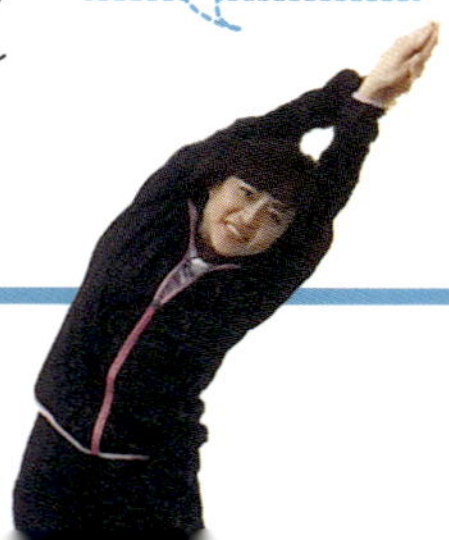

タケノコ狩り!

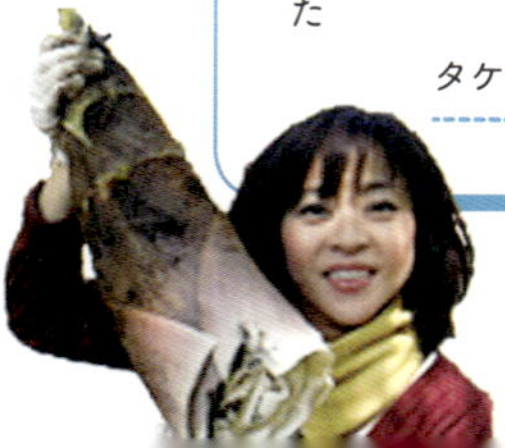

はじめに

腸活で人生変わったウソのようなホントの話

定期的にうんちの出る快感を知った45歳の春。私の人生は、ぐるり180度回転し、大転換を遂げました。何を大げさな、とお思いでしょうか。いいえ。もっともっと大げさに表現してもまだ足りないくらい、私の人生はガラッと様変わりしたのです。

便秘によるお腹の張り、痛み、吐き気から解放され、フェイスラインをびっしり覆う凸凹ニキビは、わずか3週間できれいさっぱりどこへやら。気づけば春、花粉症の季節だというのに、ダラリと鼻水も垂れてこない。

快便になって初めて本物の空腹感を知り、45歳にして初めて食べる楽しみを知りました。しかも嬉しいことに、これまで繰り返してきたダイエットは何だったの？　というくらい、モリモリ食べても太らない！

うじうじ、ネチネチ、負のオーラをまき散らしていた〝ねくら〟な性格までもが激変し、誰とでもすぐ友達になっちゃうわ、思い立ったら考えるより先に行動しちゃうわ、おしゃべりが止まらずうるさいわ。私がいつでもニコニコ活動的に変わったら、家の中の雰囲気までパッカーンと明るくなっちゃいました。

私が便秘改善に取り組んだのは、２０１１年3月のこと。きっかけはテレビ番組でしたが、正直いって、治るわけがないと思っていました。いかんせん、私の便秘は40年モノのヴィンテージ。年季《ねんき》が違います。

ところがどっこい。治ったんです。それも、たった3週間で。お金もかけず、ストレスもなく。最初こそ整腸剤（下剤はダメよ！）などの力を借りて、腸に溜め込んだ4キログラムものうんちを出し切らねばなりませんでしたが、そこから先、腸にうんちを長期滞在させない〝美腸育成ステップ〟に入ってからは、本当にこれでいいの？　っていうくらい簡単なことしかしていません。

朝は1杯の水からスタートして、1日の中で気づいたときに腰まわしストレッチなどをし、週に数回30分のお散歩。冷蔵庫にはキムチや漬物、ヨーグルトを常備し、できるだけ1日3食。いつもよりちょっとゆったり行動を心がける。どれも私の生活に無理なく入り込んできて、あっという間に日常になってしまいました。だから、な~んにもつらくなかったんです。それに、便秘が治ってくるとともに、気持ちが明るく前向きになっていくので、いまは「私には無理そう……」と思っている人でも、数週間後には、きっと笑顔で取り組めるようになっていると思います。

美腸生活を続けること4年。たまに3日ほど出ない日はありますが、あの重苦しくどんよりした便秘人生からはすっかり解放されました。

かつての私のように、便秘で悩んでいる人。苦しんでいる人。泣きたい人。どうか、試してみてください。そして、明るい人生を手に入れましょう!

松本明子

もくじ

腸をキレイにしたらたった3週間で体の不調がみるみる改善されて40年来の便秘にサヨナラできました！

美腸生活たった2つの掟……4
便秘とともに歩んだ私の人生……6
腸内環境がわずか3週間で改善!!……8
解決！肌トラブル……10
解決！アレルギー体質……12
解決！睡眠障害……13
解決！食欲不振……14
解決！ぽっこりお腹……15
解決！ネガティブ思考……16
はじめに……17

Chapter 1 こうして便秘人生とサヨナラしました！

週1回お会いできたら万々歳！ それは、45歳までの私です。……24
「この便秘は一生モノ」。努力なんてとうの昔にやめていた……26
母の苦しむ姿を見て便秘を治したいと強く願う……28
溜めに溜め込んだ4キログラムものうんちちゃん……30
便秘の原因は「我慢」と「ストレス」だった!?……32
野菜大好きなのに腸内環境が最悪だった理由……34
腸に元気よく働いてもらうには、お金をかけずに「がんばらない」……36
うんちと一緒に人生の詰まりともおさらば！……38
コラム Doctor's Voice 1……40
コラム 私だけが知っている松本明子の〝腸〟事情 1……42

Chapter 2 カンタン＆お金もかからない腸活はじめました！

朝は1杯のお水で腸もお目覚め……44
簡単ストレッチで眠っていた腸にさらなる刺激を……46
取り入れやすい朝に乳酸菌を食べる……48
お呼びでなくても毎朝5分。便座に座って簡単ストレッチ……50
ゆっくり、にっこり、余裕を持って1日をスタート……52

同じような毎日が、腸にとってはいちばん快適……54
時間のあるときだけお散歩気分で30分のウォーキング……56
1日の中でちょこちょこリフレッシュする……58
寝る前30分はボーッとしておやすみなさい……60
コラム Doctor's Voice ②……62
コラム 私だけが知っている松本明子の〝腸〟事情②……64

Chapter 3 腸活 実践編!

できることから習慣に……66
朝……67
腸刺激ストレッチ① 体側のばし……68
腸刺激ストレッチ② 腰まわし……70
朝ごはん……72
トイレタイム……76
トイレでストレッチ① 上体ひねり……78
トイレでストレッチ② お尻スライド……79
トイレでストレッチ③ 考える人……80
腸刺激ストレッチ③ 肛門ツイスト……81
昼ごはん……82
外出……84
リフレッシュストレッチ① 四・八呼吸……86
リフレッシュストレッチ② 肩甲骨ゆるめ
リフレッシュストレッチ③ 股関節ゆるめ……87
夜ごはん……88
入浴……90
就寝前……91
腸刺激ストレッチ④ お腹押し……93
就寝……94
美腸をつくる1日のスケジュール……95

Chapter 4 便秘人生の終焉はNEW松本明子の始まりだった

悩みの種だったフェイスラインのブツブツが改善!……98

腸をキレイにする生活は、超節約美容法だった！ 100
花粉の季節もへっちゃら！
春の風物詩〝両鼻ティッシュ〟ともお別れ！ 102
風邪もとんとご無沙汰！
50歳手前で更年期障害とも無縁！ 104
しっかり食べても太らない！
ご飯を食べて〝おいしい！〟と感じる！ 106
冷え体質も卒業！ 代謝もアップして、すっかり健康体に 108
ホルモンバランスも整って、女性ならではの悩みも改善 110
夜もぐっすり眠れて朝の目覚めも最高！ 112
コラム Doctor's Voice ③ 114
コラム 私だけが知っている松本明子の〝腸〟事情 ③ 116

Chapter 5 便秘が解消したら性格まで変わっちゃった！

快腸になってから、商店街には友達だらけ!? 118
〝楽しい時間を作りたい〟気持ちのおかげで
仕事にもいい影響がいっぱい 120
毎日楽しい！ 毎日元気!!
悩んでいる時間なんて、もったいない 122
忙しくしていると
くよくよ悩むヒマもなくなった!? 124
ドケチ根性は変わらずとも、
服選びのチョイスに変化！ 126
体を動かすのって気持ちがいい！
ついには女性専用フィットネスにも入会 128
便秘が治って子育ても変わった！
太陽のような母親になれてきたかも!? 130
ダンナとは別々な時間が増えたのに、
前よりも深い信頼と絆に 132
コラム Doctor's Voice ④ 134
コラム Doctor's Voice ⑤ 136
コラム 私だけが知っている松本明子の〝腸〟事情 ④ 138
おわりに 140

Chapter 1

こうして便秘人生とサヨナラしました！

週1回お会いできたら万々歳！ それは、45歳までの私です。

1日おきに、いきまず、するん。

いまではすっかり〝チーム・快便〟の仲間入りを果たした私ですが、2011年3月までは、極度の便秘に悩まされていました。私の便秘は、歴40年以上という筋金入り《すじがねい》り。45歳で便秘が解消されるまで、便意をもよおしてトイレにかけこむなどというのは夢のまた夢。自然なお通じすら体験したことがない、という有り様でした。

「そろそろうんちが出ますよ〜」というお知らせがないものだから、放っておけば溜まる一方です。でも、溜めれば当然ですが、日に日にお腹は張ってくるし、腸のあたりはカチコチに硬くて痛いし、吐き気が出てきたら末期症状。松本家の常備品、浣腸《かんちょう》のお世話になるしかありません。

いちばん古い3歳ころの記憶でも、母に浣腸をしてもらっていたのを覚えていますから、私の浣腸歴はそうとうなもの。物心がついたときには、学校が休みの週末になると、浣腸を持ってトイレへ行くのが当たり前になっていました。浣腸の刺激で、週に1回どうにかひねり出す。このスタイルを長年続けていたわけですが、40歳を過ぎたころから、とうとう浣腸も効かなくなってしまいました。注入した液体が、茶色くなって戻ってくるだけ。肛門の出口をふさぐ、岩のように硬いコロコロうんちの集合体はビクともしません。

でも、この集合体を取り除かないことには、その奥のうんちも出てこられません。最後に頼れるのは、自分だけです。私は、自分の指でうんちを掻き出すようになりました。

お腹の痛みに苦しみ、爪で皮膚を傷つけては血を流し、痛さと情けなさで涙を流しながら格闘すること30分以上。これほどつらい思いをしても、すっきりすることなどありません。ずっしり重たいお腹と不快感を抱えたままトイレを後にし、どんよりとした気分のまま、うつむきがちに毎日を過ごす。それが、便秘に悩んでいたころの私の本当の姿でした。

「この便秘は一生モノ」。努力なんてとうの昔にやめていた

私の便秘は遺伝。長年、〝最強便秘〟に苦しみながらも、半ばあきらめの気持ちを抱いていたのは、祖母も母も便秘体質という家に生まれ育ったことが大きいと思います。

松本家には常に浣腸が常備されていましたし、母も3日4日出ないのはザラ。祖母にいたっては、1カ月お通じがなくて激痛とともに倒れ、救急車で運ばれたこともあったほどです。また、父は便秘体質ではありませんでしたが、大腸検査のスコープが腸の底まで届かないほど長い腸の持ち主でした。

そんなこともあって、「腸の長さも含め、この便秘体質は遺伝なのだ」と思い込むに至ったのですが、実際には、**似たような食習慣と生活スタイルが便秘を招くのであって、体質的な遺伝というのはほぼない**そうです。

もっと早くにその事実を知っていれば、便秘改善に向けた努力をもう少し真剣にしていたのかもしれません。しかし、親元を離れ、15歳で上京して寮生活が始まってからも便秘に悩まされ続け、お仕事で出会った便秘仲間に、これが効くよと薦められた凍頂烏龍茶やアロエ原液、もずく酢などを試してみても、私の頑固な便秘はうんともすんともいいませんでした。

何か試しては挫折するたび、「私の便秘は遺伝だからしかたない」という思いばかりがどんどん強くなり、一生付き合っていく覚悟のようなものが形成されつつありました。そして、30代半ばころからは便秘解消に向けた努力もほとんどしなくなってしまったのです。

起き抜けに1杯の水を一気に飲み干す。便秘改善の基本中の基本である、こんな簡単なことでさえしていませんでした。また、**食べるとよけいに便が詰まってしまうという恐怖**にも似た思いがあり、テレビ局が用意してくれたお弁当もひとくち口にしただけで終わり。**マネージャーが心配するほどの小食でした。**しかしこれも、便秘解消に対しては逆効果。振り返ってみると、便秘を助長するようなことばかりの毎日だったのです。

母の苦しむ姿を見て便秘を治したいと強く願う

この頑固な便秘を本気で治したい――。

便秘と一生付き合う覚悟でいた私でしたが、2007年に母を亡くしたのをきっかけに、「できるものならば……、いや、なんとしてでも便秘を治したい」という強い思いがムクムクと湧き出てきました。

母は75歳のときにがんの宣告を受け、抗がん剤治療や手術を受けない決断をし、私たち家族と暮らしながら2年間の闘病生活を送りました。がんによる体調不良や痛みなどももちろんつらかったと思います。加えて、最後の1年に限っては、1週間から10日ほどのペースで再発する「腸閉塞《ちょうへいそく》」が、母を苦しめていました。母も強力な便秘持ち。人生の晩年になって、最悪な形で腸のトラブルが出てきてしまったのです。

腸閉塞は激痛をともなう病気で、いつもと変わらぬ食事をしているだけで突然腸が詰まって動かなくなり、激しい腹痛に襲われます。そのたびに救急車を呼び、病院で処置をしていただき、重湯、おかゆと徐々に胃と腸を慣らしていって退院。でも、その1週間後には再び……ということの繰り返しでした。

いちばんつらいのは、もちろん母です。しかし、一緒に暮らす私たち家族も、いつも通りというわけにはいきませんでした。いつ何時《なんどき》、母が倒れるかわからないため、夫にも協力してもらい、常に夫か私のどちらかが自宅にいられるよう、スケジュールをやりくりしました。それでも、私も夫も仕事の都合で家にいられなかった空白の30分間に母が激痛に襲われ、当時、小学1年生だった息子が必死の思いで救急車を呼んだこともありました。

私たち母娘は似ています。もし、私が年老いて、母と同じような晩年を迎えるとしたら……。考えるまでもなく、夫や息子に迷惑をかけたくない！　それが、長年の便秘を治したいと思ったいちばんの理由です。できることなら、**家族に迷惑をかけず、笑いながらポックリ逝《い》きたい。そのために健康な腸を手に入れたい**と強く願ったのです。

溜めに溜め込んだ4キログラムものうんちちゃん

泣く子も黙るこの便秘。どうにか解決する術《すべ》はないだろうか。いつも頭の片隅で意識しながらも、これ！ という解決策に出合えないまま5年以上が過ぎていました。そんなときに、ベストなタイミングで舞い込んできたのが、『たけしの健康エンターテインメント！ みんなの家庭の医学』というテレビ番組の便秘解消企画でした。

期間は約1カ月。体験モノをやると決まれば、きっちり真面目に取り組みたい性格の私にとって、息子の春休みの期間ともちょうど重なる時期のオファーは、ラッキー以外の何ものでもありませんでした。

番組サイドから「治療法や先生との相性もあるので、100%便秘が治るという期待はしないでくださいね」と釘《くぎ》を刺されていましたが、なんのなんの。

ハナからこの最強便秘が治るなどとは、みじんも期待していませんでした。反対に、治る可能性がほとんどないのにオファーを受けるのは悪いんじゃないかと真剣に悩んだほどです。

それでも引き受けることを決めたのは、わずか数%でも治る可能性があるのなら、その可能性にすがりつきたい。溺れる者は藁《わら》をもつかむの心境でした。

2011年3月上旬。間もなく45歳を迎えようとしていた春。順天堂大学便秘外来の小林弘幸先生の診察から、私の便秘治療はスタートしました。

これは後から聞いたことですが、**便秘症の人は全身にきれいな血液が行き渡らないため、総じて顔色が悪く、表情も暗い**そうです。極度の便秘になると、**口臭や体臭からかすかに便のニオイがする**人もいるそうですが、なんと、私はこのすべてに当てはまっていたのだとか……。

この日のレントゲン撮影でわかったことは、**私の腸には約4キログラムものうんちが詰まっていて、肛門から胃のすぐ手前までみっちり連なっている**こと（8ページ、レントゲン写真参照）。その一団があと数センチでも長かったら手術が必要な危険度レベルMAXな状態であるという、最悪の結果でした。

便秘の原因は「我慢」と「ストレス」だった!?

私に下された診断は、末期の便秘症。

うんちを肛門へと送り出すためにポンプのような働きをしている「腸の蠕動《ぜんどう》運動《うんどう》」が弱っていることと、**腸の健康に大きな影響を与える自律神経のバランスが極端に悪い**ことが、便秘の2大原因ということでした。

蠕動運動は、うんちを我慢すれば我慢した分だけ機能が落ち、うんちが詰まれば詰まった分だけ働きが弱くなるそうです。

私が便意を我慢するようになったのは、幼稚園の年長さんから。家族で高松市内から山の上に引っ越したのがきっかけでした。どういうわけか私は、それまでと同じ幼稚園に、山を下りて電車に乗り、ひとりで片道1時間かけて通い続けたのです。途中で便意を感じても、人気《ひとけ》のない山道や臭気漂う無人駅のぼっとん便所は恐ろしく、とても用を足せません。小学校へも田んぼのあぜ道を40分歩いて通いましたし、学校のトイレで大ができるほど肝の据わった少女ではありませんでした。こうして子ども時代から我慢を続けた結果、蠕動運動の働きは弱りきり、万年便秘状態が当たり前になっていったのだと思います。

また、自律神経を乱すいちばんの要因はストレスということですが、これに関しても思い当たる節《ふし》が山ほどあります。

私の幼少期はお稽古漬け。3歳から、昼はピアノ、バレエ、茶道、詩吟など8つの習い事をして、夜は、帰ってきた父親に連れられ、地元のスナックへ。そこで、「津軽海峡冬景色」などの演歌を流しのように歌って、眠るのは深夜になることも。それがすごく嫌だったという記憶はないけれど、友達と遊ぶ時間もなく、生活時間も普通の子どもとはずいぶんと違うものでした。デビュー後は、歌を出しても鳴かず飛ばずで失言騒動もあり、うじうじ悩んでばかりの毎日。ストレスを感じない時間のほうが短かったように思います。

「これまで腸をいじめてばかりいたのだから、これからは腸を可愛がってあげましょう」。小林先生の言葉を聞いて、ハッと目の覚める思いでした。

野菜大好きなのに腸内環境が最悪だった理由

カチコチのお腹の下に潜《ひそ》んでいたのは、4キログラムものうんち。これを体の外に出すことが、治療の第一歩でした。

なんでも、**腸にぎっしりうんちが詰まった状態で、腸にいいといわれる乳酸菌や食物繊維をどれだけ摂取しても、有効に使われることはない**んだそうです。それを聞いて、長年の疑問が解決しました。

私は小さなころからかなりの偏食《へんしょく》で小食でした。これも便秘を招いた一因だと思うのですが、このころから野菜は好きでよく食べていました。バブル景気とともに歩んだ20代の食生活はめちゃくちゃでしたが、32歳で結婚して以降は生活サイクルも整い、食事は和食が中心で野菜のメニューも欠かしませんでした。それなのに、便秘は一向に治らない。ちゃんと野菜から食物繊維を摂取しているはずなのに、どうして治らないんだろうと不思議だったのですが、1年のうち320日くらいはうんちが詰まりっぱなしなわけですから、食物繊維にしてみれば、本来の力を発揮できる環境ではなかったのでしょう。

腸にとっての理想の環境は、便という不法滞在者《ふほうたいざいしゃ》がいないことが絶対条件。クリーンな腸の港で乳酸菌という名の上客が待ち構え、食物繊維という名の観光船に乗ることができれば、肛門まですんなり運んでいけるそうです。

理屈はよくわかったけれど、胃の直前までギチギチに詰まった便を押し出すのは簡単じゃないはず。きっと、病院でしか処方できない、かなり強力な下剤を使うのだろうかと勝手に想像していました。ところが、私に処方されたのは、「消化剤（酸化マグネシウム／便の水分量を増やす）」、「整腸剤（腸内環境を整える）」、「ガスを出す薬（便の滞留《たいりゅう》により腐敗発酵したガスを体外に排出する）」の3つだけ（私のような末期の便秘症でなければ、薬局で買える整腸剤を服用するだけでもいいそうです）。

これで本当に治るの？　という疑念はぬぐえませんでしたが、ダメもとでやってみるしか道はない！　その覚悟で、私の便秘解消生活はスタートしました。

腸に元気よく働いてもらうには、お金をかけずに「がんばらない」

この薬を1日3回、食後に飲みましょう。そういわれると私は、きちんきちんと飲まないと気が済まないタイプです。10年来の付き合いであるマネージャーからは、「あっこさんは、クソがつくほど真面目ですからね」と言われることもしばしばですが、根っからの性分で融通が利かないだけなんです……。

そんな（損な？）性格を見抜いていたのか、小林先生は私に「便秘解消に向けて、やってほしいことをお伝えしますけど、全部やらないでいいですから」、**「がんばらなくていいですから、その日にできることだけやってみましょうか」**と、ゆったり笑顔でおっしゃいました。その直前まで、眉間にシワを寄せ、何をいわれるかと待ち構えていた私ですが、先生の言葉を聞いて肩の力がスーッと抜けていくのを感じました。

薬の服用と並行してやったことといえば、朝起き抜けに水を一気飲みして、腸からお呼びがかからなくても朝ごはんの後はトイレに行って、便器に腰かけたら体をひねってなど、どれも拍子抜けするほど簡単なことばかり。その上、お金もまったくかからないとくれば、がんばらなくたって続きます。

その日にできることだけをして数日が過ぎ、最初はうさぎの糞のようにコロコロとした便が2、3個。以前なら、そのまま最低40分はトイレにこもってきばり続けていましたが、もうがんばりません。また数日経つと、今度はコロコロの後に少し塊が出て、さらにその数日後にはドバッと。そんな感じで、2週間が過ぎたころには、4キログラムのうんちはみんな体の外に出て行きました。

残便感のない爽快《そうかい》さ！　ふにゃふにゃのお腹！　45年の人生で初めて味わう感覚に、自然と涙が流れました。

このすっきりと爽快な気分のなんと心地いいこと。この状態をキープするためならなんだってがんばるぞ！　というのがいままでの私ですが、この2週間強で、がんばらなくても結果が出るという〝人生で初めての体験〟をして、私の中の価値観が徐々に変わり始めていました。

うんちと一緒に人生の詰まりともおさらば！

お腹にうんちが溜まっていないだけで、こんなにも晴れ晴れとした気分になれるとは。自分でも驚きでした。でも、考えてみれば当然ですよね。肉の塊で4キログラムを想像したら、かなりの量です。息子が生まれたときの体重が3180グラムでしたから、うんちだけで新生児以上の重さ!!

とにもかくにも、腸を埋め尽くしていたうんちは2週間強で一掃され、はるか遠くにあると思っていた〝美腸〟を育むステップへと無事に駒を進めることができました。

いよいよ面倒なことが出てくるか!? と身構えたのは私も一緒です。でも、「がんばらない」という方針もそのままなら、腸にいい生活習慣も最初に教わったものと同じ。大きく変わったことといえば、**腸内細菌の大好物である乳酸**

菌と食物繊維をできる範囲でいいから意識的に摂るようにいわれたことだけです。しかも、私のように自炊がメインの人であれば食事から摂ってもいいし、食生活が不規則な人や少しお金を払ってでも手間を省きたい人は、錠剤やサプリメントから摂ってもいいという手軽さです。

私の場合は、年季の入った筋金入りの便秘でしたから、病院で処方された乳酸菌の錠剤と食物繊維のサプリメントの力も借りながら、食事メインで摂取するように生活を変えていきました。といっても、野菜はもともと好きでよく食べていましたから、食物繊維についてはほぼこれまで通り。乳酸菌を多く含む発酵食品は、いままでヨーグルトくらいしか食べていなかったため、納豆とキムチを冷蔵庫に常備するように意識しました。

このとき身に付けた生活習慣はいまも変わらず続いています。その結果、4年以上経ったいまも便秘知らず！　しかもこの4年の間、うんちと一緒に人生の詰まりまで取れたかのように、次々といい変化が起こりまくったのです。

具体的に私が何をして、どこがどう変わったのか。次の章からみっちりとご紹介していきたいと思います。

Doctor's Voice 1

知っておきたい腸のこと

腸内環境を良くすれば心も体も健康になる

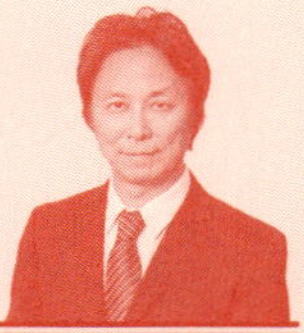

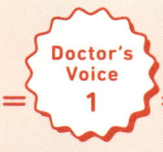

便秘が治ると、性格が変わる!?

美腸を手に入れた松本明子さんの性格が「明るく前向きになった」と聞いて、私もたいへん嬉しく思っていますが、じつは、そのこと自体に驚きはありません。

というのも、私は20年近く、便秘外来の診察室で強度の便秘の方々とお会いしています。最初は、漫画の縦線でも背負っているかのようにドヨ〜ンとうつむきがちで、話し方にも自信がなく、なかなか視線が合わない人も多いのですが、便秘が解消されていくにつれ、表情は明るく、話す言葉もハキハキとして、目線もバッチリ合うように変わっていく人が本当に多いんです。

性格は生まれつきではなく、腸内細菌が決める？

私の印象だけで便秘解消後の性格の変化を語っているのではありません。カナダのある大学で、こんな実験が行われました。暗い部屋でも光を追い求めて歩き回る「行動的なマウス」と、ほとんど動かない「臆病なマウス」。この2匹のマウスの腸内細菌を入れ替えたところ、両者の行動がそっくり入れ替わってしまったのです。

つまり、腸内細菌の質や量によって、性格が左右される可能性がある、ということです。うつ病の人は、幸福物質のセロトニンの分泌量が少ないことが知られていますが、セロトニンの多くが腸壁で作られています。

このことからも、便秘による腸内環境の乱れが、性格にも影響を及ぼすことが推測されます。

「便移植」で腸内細菌を入れ替えると病気も治る!?

いま、少なくとも30種類の病気と腸内細菌の間に関わりがあることがわかっています。

その治療法のひとつとして注目を集めているのが「便移植」。文字通り、体に不調を抱える人に、健康な人の便（=腸内細菌）を移植する、という治療法です。

オランダの研究グループによると、下痢などの感染症を起こす患者の9割に改善効果が見られたとのこと。日本でも臨床研究は進んでおり、2014年に潰瘍性《かいようせい》大腸炎の患者さんに実施されています。

また、肥満、糖尿病、がんなどの病気、顔のシワといった美容に関連する腸内細菌が特定されつつあり、これを薬やサプリメントなどの形で摂取するだけで症状が改善するのではないかとの期待が高まっています。

私だけが知っている松本明子の"腸"事情①

証言者 1	ワタナベエンターテインメント 松本明子担当マネージャー歴10年目	鈴木朝実

Q1 松本明子さんの性格は？

クソがつくほどのマジメ。仕事のアンケートは若手以上にびっしり書いてくるし、朝ドラと昼ドラのかけ持ちでもセリフはきっちり覚えてくる。

Q2 長年の便秘に思い当たる理由はありましたか？

周りに気を使いすぎて、気持ちが休まる時間が少なかったことがいちばんの要因ではないかと思います。あとは、子どものころからの便秘で、便を出すことを軽んじていたこと。そして、がまん強い性格。

Q3 便秘時代の印象深いエピソードは？

フェイスラインの吹き出物を消すのに、ヘアメイクに時間がかかっていた。花粉症がひどすぎてロケ中にありえない長さの鼻水を垂らしていた。そして、いちばん心配だったのは、太りたくないあまり食事量を減らしていて、体調が悪くならないかということ。

Q4 便秘時代と解消後の松本さんの変化は？

お友達がたくさんできたり、スポーツクラブに通い始めたり、ピンクのタイツを買いに原宿に行ったり……。普段の生活がアクティブになりすぎて、「えっ！こんなことも始めたの!?」など、ここ数年は、話す内容に毎回驚かされっぱなしです。

Q5 "腸活"のすごさを感じましたか？

便秘が解消されて、とにかく肌がキレイになった、花粉症の症状が信じられないくらい軽くなった、末端冷え性の改善、よく寝られるようになった（以前は移動中に一切寝なかったのに、いまはマネージャーが起こすまで熟睡）、活動的になった、おしゃれになった、食事をたっぷり取るようになった……。挙げるとキリがないほどよい方向に変わりすぎて、"腸"のすごさを実感し、私も腸活を始めています。

講師をお探しの講演会・セミナー主催者様へ

松本 明子さんへの講演のご依頼は「アスコム講演依頼.net」へご連絡ください

■主な講演テーマ

1．腸をキレイにしたら、たった3週間で
体の不調がみるみる改善されて
40年来の便秘にサヨナラできました！
～「腸活」で、不眠症、自律神経の乱れ、更年期障害、むくみ等が改善！～

2．腸をキレイにする「腸活」が、
私の健康も性格も人生も変えてくれました！

～お金もかけず、苦労もせず、元気になる方法～


40年以上ずっと悩んでいた便秘が、わずか3週間で改善し、人生がガラッと変わったという松本明子さん。

便秘の解消で、不眠症や自律神経の乱れ、更年期障害、むくみ、肌荒れ、花粉症、極度の冷え性や肩こりなどが改善。しかも、ネガティブ思考だった性格がポジティブ思考に！

講演では、松本さんの実体験をもとに、カンタンでお金もかからない腸活、いまからできる腸刺激ストレッチ、快便になって体と心の悩みが解決されたことなどをたっぷりとお話しします。

健康、美容に関心のある方、保護者の方、幅広い年齢層の方向けにお話しすることが可能です。講演テーマ、内容はご相談に応じます。

お気軽にお問い合わせください。

■ご依頼、お問い合わせ

【ネットで】 アスコム　講演依頼　検索
http://www.ascom-kouenirai.net
【お電話で】 03-5425-6627（担当：斎藤）

Chapter 2

カンタン&お金もかからない腸活はじめました!

朝は1杯のお水で腸もお目覚め

便秘解消に向けて「できることだけやりましょうリスト」の1番目に挙げられたのが、「朝1杯の水を飲む」ことでした。

便秘に悩む人なら誰もが知っている、便秘解消のド定番。かつて、私も試したことはありますが、効果があったのかなかったのか記憶も定かではないくらい昔の話。思い起こせばここ数年、朝に限らず、何か飲み物を意識的に飲むということをしてきませんでした。

今回、あらためて小林先生に朝1杯の水の効用を伺ってみると、私の知らない話がいろいろ出てきました。その最たるものが、**朝の1杯は〝一気飲み〟がポイント**だということ。チビチビ飲み派の私は、これだけでもうびっくり。

一気飲みが重要なのは、胃に一気に飲み物を流し込み、その重みで腸のスイッチを入れたいから（胃・結腸反射）。**飲み物の重みで腸が刺激され、朝ほとんど動いていない腸が活動を開始する**のだそうです。

そして、飲み物はスイッチの役割を果たすのが目的なので、一気飲みできる程度に温めても、常温でも冷たいものでも何でもよく、水じゃなくてお茶や牛乳、ジュースなど種類を問わないそうです。これも私は知りませんでした。

朝の気分で飲みたいものをコップ1杯（200〜300ミリリットル）一気飲み。簡単すぎて忘れることのほうが難しそうですが、「飲み忘れちゃっても気にしない」という、ゆる〜りとした心構えで始めてみることにしました。

また、以前の私がどんぴしゃで当てはまるのですが、便秘の人は1日の水分摂取量が少ない傾向にあるとのこと。当然ですが、水分が足りないと便は硬くなってますます出にくくなってしまうので、1日の中でちょこちょことお水を飲むように、というアドバイスもいただきました。こちらは朝と違って、胃に負担の少ない常温のお水を1〜1・5リットルが目安です。

仕事の控え室にはたいていペットボトルのお水が置いてあるのですが、この日以来、バッグにパンパンに詰めて帰るのが私の新しい習慣となりました。

簡単ストレッチで眠っていた腸にさらなる刺激を

便を詰まらせないようにするには、飲み物や食べ物による内側からのアプローチと、ストレッチなどで刺激を与える外側からのアプローチが大切。この2段構えによって腸は刺激を受け、便を肛門へとグングン運んでくれます。特に朝は、眠っている腸を目覚めさせるためにも、朝1杯の水に加えて外側からのアプローチもできるとベスト。なんていうのは、もちろん理想論。

ストレッチは朝に限らず、1日の中でいつやっても腸のためになるそうなので、**私はあまりこだわらず、やりたいときにやれる分だけやる**ようにしていました。

たとえば朝なら、うーんと背伸びをするだけでも体の側面が伸びて腸への軽い刺激になるけれども、そこにちょっとひと手間加え、両手を頭上でクロスさせて体を左右に倒してあげると腸への刺激がグッと強くなります（「体側のばし」68ページ参照）。これ、本当に大して時間もかからないし、クセになっちゃえばなんてことのない動作です。あまりに簡単で、たったこれしきのことで反応するなんて、腸は単純なやつだなぁ、と愛着さえわいてきます。

気分が乗れば、同じポーズのまま上体を前に倒して、違う方向から腸への刺激を追加。いろんな方向からの刺激が多いほど、腸も目覚めやすくなるというわけです。

昨日は出てないから今日は出すぞ！　という日には、お湯を沸かしている間やレンジでチンを待つ合間に、「腰まわし」（70ページ参照）。便の詰まりやすい腰骨の上と肋骨の下を手でギュッとつかんで腰を回すのですが、回している時間がないときには、ギュッギュッとつかんで腸マッサージだけ、なんていうこともしょっちゅうです。そして日中、仕事の待ち時間に楽屋でくるくる腰を回すなど、自分のできるときにできることを続けました。

このストレッチは便秘の専門家である小林先生が考案したものなので、その効果は絶大ですよ！

取り入れやすい朝に乳酸菌を食べる

軽度の便秘の人なら早々に、極度の便秘の人はある程度うんちを追い出してから、**「1日1品、善玉菌のエサとなる乳酸菌（発酵食品）を摂る」**生活をスタートさせます。1日3食のうちどこで摂ってもいいという、これまたゆる〜い設定なのですが、私はできるだけ朝食で摂るように心がけました。

ドケチであろうと便秘であろうと、曲がりなりにも私は一家の主婦。泊まりのロケがある日以外、朝ごはんの支度は毎日のこと。昼や夜は思うように自宅で食事を取れない日もありますが、朝はバリバリ自炊です。朝ごはんで摂ることがもっとも現実的に思えました。

それに、食べられない日があっても気にしないといわれても、気にしぃな性格の私のこと。朝、昼と乳酸菌の多い食品を摂れなければ、「あぁ、今日はまだ摂ってないな……」と心のどこかで気にしてしまうのは目に見えています。

その点でも、朝に食べることは、私にとって都合がよかったのです。

乳酸菌を多く含む食品として代表的なのは、「ヨーグルト、チーズ、納豆、キムチ、お漬物、味噌」などの発酵食品。冷蔵庫には納豆とキムチを常備して、そのまま食べる以外にも納豆キムチトーストにしたり、時間のない朝はヨーグルトだけを食べたり、おみそ汁を飲んだから0Kとする日もありました。

当時はかなり適当に取り組んでいる気でいましたが、こうして振り返ってみると、まだまだ私は真面目でした（笑）。いまでは、朝ごはんに乳酸菌を摂れなければ、スーパーの安売りのときにまとめ買いしておいたヨーグルトドリンクをバッグにポンと入れて出かけ、移動中にゴクゴク飲んでいます。冷蔵庫にキムチが残っているのを発見したら、「夜はキムチ鍋にしよう」と決めてしまうだけで、一日中気がせくようなこともなくなりました。

最初は、〝1日1品乳酸菌〟のハードルがそれなりに高いように感じましたが、いまではパズルのピースをはめ込むように、1日のどこかで食べる生活を楽しんでいます。

お呼びでなくても毎朝5分。便座に座って簡単ストレッチ

週1回、浣腸《かんちょう》を使ってひねり出すのが当たり前だった私にとって、朝のトイレタイムなど別世界の話でした。でも、腸というのは習慣性が大好きな臓器だそうで、毎朝、**便意があろうがなかろうが、たとえ出ても出なくても、同じような時間帯に便座に座る**だけで意味があるそうです。

便座に腰かけている時間は、どんなに長くても5分。その時間をボーッと過ごすのでもなく、ずーっといきみっぱなしで過ごすのでもなく、ごくごく簡単なストレッチをして外から腸に刺激を与えてあげると、予想に反してうんちが出てくることも実際にありました。

ストレッチの詳しいやり方は3章で紹介していますが、基本的に、上体を前後・左右にひねるだけという、忘れようにも忘れられない簡単なものばかり。

・手を〝がんばるぞ！〟のポーズで構えて、体を左右にひねる（78ページ）。

・腰まわし体操やヨガの猫のポーズの要領で、お尻を前後にスライドする（79ページ）。

・ロダンの考える人と同じように、右ひじを左ひざ、左ひじを右ひざに、クロスするように置く（80ページ）。

・時間を持て余したら、おへその下をスタート地点にして時計まわりに〝の〟の字マッサージを実行（90ページ）。

こんなことをしている間に、5分なんてあっという間に過ぎてしまいます。

また、出そうで出ないときにも、ロダンの考える人のポーズ（80ページ）は使えます。うんちを押し出すのに使われる筋肉（肛門括約筋）は、まっすぐの状態よりも、斜めに圧力がかかったときのほうが力が加わりやすいため、考える人のポーズのまま、んんっといきんでみると案外簡単に出てくれることがあるので試してみてください。

ちょっとしたコツを知っているだけでも便秘は防げるということを、私はこのトイレで行う簡単ストレッチで学びました。

ゆっくり、にっこり、余裕を持って1日をスタート

「できるだけ、1日をゆったりと過ごしましょう」。とても素敵なアドバイスですが、私がこの言葉の意味を真に理解したのは、快便になってからでした。よく、旅行のときは便秘になるとか、大事な仕事の前は下痢になるなどと聞きますが、万年便秘だったころの私にとってコレ、巷《ちまた》のうわさレベルにすぎませんでした。だって、場所も季節も問わず、年がら年中、出ませんでしたから。

でも、便秘が解消されて以降、2泊3日のロケに出かけると、久々に便秘の苦しみを味わうようになりました。仕事とはいえ、気心の知れた共演者やスタッフと楽しい時間を過ごしているつもりでも、いつもとは違う環境に身を置くだけで、体は敏感に反応してしまうんですね。

そうなってみて初めて、**「心と腸はつながっている」**という言葉に、素直に

うなずくことができました。

小林先生いわく、朝、ギリギリまで寝ていて、時間に追われるようにして家を出て、駅までの道のりを猛ダッシュ！　こんな生活をしていると緊張感が高まって、腸の活動を妨げてしまうそうです。また、私のように、時間の余裕はたっぷりあるのに、約束の10分以上前には到着していないとソワソワしてしまうタイプも、結局は、自分で自分を緊張状態にしているのと同じこと。

ギリギリ猛ダッシュ派の人は、起きる時間を早くするのがもちろんいちばんいいですし、私と同じ自分追い込み型は、自分で自分の首を絞めていることに気づいて、ゆったり構えるようにしたいものです。

でも、その域に達するまでには時間が必要なんですよね。だからここで必殺技を伝授。焦ったり緊張感が高まっているときは呼吸が浅くなりがちなので、猛ダッシュのあとに深呼吸をしたり、ソワソワしだしたら息を長めに吐く「四・八呼吸」（86ページ参照）をして、自分を落ち着かせること。そして、鏡を見るたびにニッコリ微笑《ほほえ》むと、脳はリラックス状態だと勘違いするそうです。

そうやって自分を騙し続けるうちに、リラックス上手になれるから不思議です。

同じような毎日が、腸にとってはいちばん快適

腸が好むのは、規則正しい生活。特に、**朝、昼、夜の食事時間がある程度決まっていると消化活動のリズムも整い、蠕動運動《ぜんどううんどう》のパワーが衰えない**のだそうです。食事時間に多少のバラつきがあったとしても、3食食べていればまだいいほう。寝坊したから朝ごはん抜き、ダイエットしているから夕食は抜きとい ったように、**食事を取ってもらえないことが、腸にとってはいちばんダメージが大きい**わけです。また、欠食によって食べ物が入ってくる量が減ると便の嵩《かさ》も減り、結果、なかなか出ないということにもなりかねません。

とかなんとかいいつつ、私も以前は欠食女王でした。便秘も3日4日を過ぎるころには食欲自体がなくなってきますし、便秘のころは太りやすかったので体重を気にして食べないこともよくありました。

鶏が先か卵が先かという話になってしまいますが、便秘だから食べなくなる、食べないから腸が動かない、腸が動かないから便秘になる。この負のスパイラルを断ち切るためには、1日3回食べること。

朝ならバナナ1本でいいから食べる。もうちょっと時間があるなら、ヨーグルトも食べる。昼や夜に時間や食欲がないときはピンチをチャンスに変えて、腸の大好きな食物繊維たっぷりメニューを食べるのがおすすめです。食物繊維が豊富なのは、野菜や果物、海藻類などヘルシーな食品ばかり。食欲のないときにこそうってつけです。

私が小林先生に教わってからよく食べているのが、サラダにめかぶやもずくをかけて食べるW食物繊維サラダ(82ページ参照)。このメニューが優秀なのは、スーパーやコンビニで買える食材ですぐに作れるところ。作る時間や気持ちの余裕がある日は、冷蔵庫の残り野菜を適当に切ってオリーブオイルで炒めて塩・コショウ、というシンプルな野菜炒めをよく作ります。

快便だから食べられるようになるのか、食べているから快便になるのか。1日3回食事を取るようになってから、いい波に乗れています。

時間のあるときだけお散歩気分で30分のウォーキング

「時間の許す日は、1日に30分歩きましょう」、といわれると、それだけで拒否反応を示す人もいますよね、きっと。以前の私には歩く習慣がまったくなく、というより、仕事以外は駅前のスーパーへ行くくらいで家から出ない生活を送っていたので、最初はどこをどう歩くのかさえイメージできませんでした。

便秘解消生活における「歩く」の意味は、一般的にいわれている「ウォーキング」ではなくて「お散歩」です。がんばって大股でせかせかと歩かずともよく、空を見上げたり景色でも見ながら**のんびり歩くだけでOK**です。もちろん、健康促進のためにウォーキングに取り組みたい人は、それもよし。自分が心地いいと思える速度で歩くのがいちばんです。

脚を交互に前に出す。その姿を思い浮かべればピンとくると思いますが、歩くことはそれだけで腸への刺激になります。もちろん、快適な速度で歩くことでリラックス効果も得られます。また、年齢とともにお腹&お尻まわりの筋力が衰えて、排便力が弱まるのを予防することにもつながります。

理屈はとてもよくわかるのですが、正直にいうと私のはじめの一歩は、仕事だからという義務感が強くありました。テレビ番組の企画で挑戦している以上、何回かは歩かなければ嘘になってしまう。それではいけない。そんな思いから歩くことを始めました。

でも、これがよかったんです。あまり歩くことのなかった川沿いの遊歩道を歩いてみたら、とっても気持ちがよかった。ちょうど春先の季節だったのもよかったのかもしれません。桜の木につぼみがつき、次第に膨らんでいって、ある日花を咲かせて。自然に触れるというのは、人間にとって大事なんですね。やっぱり心が安らぐし、忘れていた気持ちを思い出させてもくれるし、とりとめのない思いにふと答えが出る瞬間もありました。

そんなわけで私は、いままでは歩かない日が続くと気持ち悪く感じるほどになり、〝歩く人〟の仲間入りを果たしたのでした。

1日の中でちょこちょこリフレッシュする

心と体の緊張をゆるめることが、腸をいたわることにつながる——。これからは腸を可愛がって生きていくと決めた私は、便秘解消生活を始めた日から、家でも外出先でもできる〝簡単リフレッシュ術〟がクセになりました。

もっとも簡単にできるのが、4秒吸って8秒吐く「四・八呼吸」（86ページ参照）。気が急《せ》いているときや緊張しがちなとき、本番が終わって気持ちを切り替えたいときなどに、す〜っはぁぁぁぁぁとやっています。楽屋や移動の車内では、手首と足首を回すだけの超簡単「リフレッシュストレッチ」（87ページ参照）を回数も決めず適当に。とっても手軽に体をゆるめて血行促進でき、体の緊張もほぐれます。

ほかにも、上体をひねったり腰を回したり、腸への刺激となるストレッチも思いつくままにやっていますし、大胆に体を動かしたいときは「肛門ツイスト」（81ページ参照）がお気に入り。

でも、こういう単純な動作って、簡単だからこそ忘れちゃうし、やらなかったりするものです。以前の私だったら、なし崩し的にやらなくなってしまうところが、今回はいまだに続いています。それはひとえに、腸のため。

腸が快適に働けるかは、自律神経の働きによって決まるそうです。自律神経には、車でいうところのアクセル役である「交感神経」と、ブレーキ役の「副交感神経」があり、腸が好意を寄せていて、自分ががんばって働いている姿を見せたいのは副交感神経のほう。理想は、交感神経と副交感神経がシーソーのようにバランスよく行ったり来たりできていること。でも、どうしても日中は気も張っていてある種の興奮状態に陥るため、アクセル踏みっぱなしのギンギン状態が続きます。だからこそ、簡単リフレッシュ術をちょこちょこ実行して、自分でブレーキをかけてあげることが大切、なのだそう。

ふむふむと小林先生の説明を聞き、いままで腸には苦労をかけたなぁ、なんて思っちゃったものだから、きっと、いまだに続いているんだと思います。

寝る前30分はボーッとしておやすみなさい

ことごとく、腸によくないことばかりしてきた私ですが、それは夜になっても変わりません。でも、夜は腸にとってのゴールデンタイム。**夜の過ごし方は、腸にとっては超重要。**なぜなら、**夜はブレーキ役の副交感神経を優位にさせて、気持ちよく眠りにつくことが明日の腸の調子に大きく関わる**から。

日中の昂《たかぶ》っている神経をリラックスさせる簡単な方法は、ぬるめのお湯に15分くらいゆったりつかること。これで、そろそろ副交感神経の出番ですよ～という指令が脳に届くのだそうです。それまで、洗うところさえ洗ってきれいになればそれでよしというタイプだった私も反省し、毎晩のお風呂タイムを楽しむようになりました。お風呂の中でも「〝の〟の字マッサージ」（90ページ参照）をして、明日のために腸を軽く刺激しておくと、よりいいそうです。

便秘解消生活を始めてからの1カ月間、私はお風呂上がりに「うんち日記」（91ページ参照）をつけていました。といっても、細かな決まりごとはなく、うんちが出た日にうんちシールを1枚ペタリと貼るだけ。うさぎのようなコロコロうんちも立派なバナナうんちも1回は1回。うんちシール1枚分の価値です。最初は5日に1回だったのが、次第に間隔が狭まり、2〜3日に1回に安定してきたところで日記をつけるのはやめてしまいましたが、ボーッとしながらなんとなく1日を振り返るこの時間が、私は好きでした。

1日の最後は、このボーッとした時間を持つといいそうです（92ページ参照）。眠る前に30分ほどボーッとしていると、お風呂でお呼びのかかった副交感神経が本格的に働き出し、その状態で眠りにつくと睡眠の質が上がり、腸の活動も活発に行われます。すると、空腹感とともにすっきりお目覚め！　1日が気持ちよくスタートすれば心にゆとりが生まれ、いいサイクルが動き始めます。

私の便秘解消生活は、腸を喜ばせ続ける24時間だったともいえます。**こちらが気を配れば、ちゃんと腸は応えてくれる。**その実感が、いまも続く快腸生活を支える原動力のような気がしています。

Doctor's Voice 2

知っておきたい腸のこと

「腸内フローラ」を整えることが健康への近道！

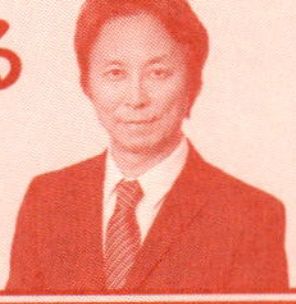

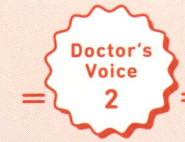

腸内のお花畑＝「腸内フローラ」

「腸内フローラ」という言葉をご存じでしょうか。直訳すると、腸内のお花畑。そうです。私たちの腸の中には、100兆個以上の腸内細菌がつくる、個性豊かなお花畑があるのです。

腸内細菌の種類は数百以上。その重さは1～1.5kgにもなります。花壇にいろいろな花が咲くように、腸内でも菌それぞれの生態系がつくられており、その分布図を腸内フローラと呼んでいます。腸内環境が整っているといわれる状態は、この腸内フローラが理想的なバランスに保たれている、ということとイコールです。

お花に水をやるように、腸内フローラにも栄養を与えましょう

腸内細菌は大きく3つのグループに分けられ、腸にいい作用をもたらす「善玉菌」が2割、悪い影響を及ぼす「悪玉菌」が1割、宿主の行いによって善玉菌にも悪玉菌にも姿を変える「日和見菌」が7割です。

便秘などで腸内環境が悪くなれば、日和見菌が悪玉菌の味方

につき、さまざまな不調をもたらします。毎日を健康で過ごしたいと思えば、日和見菌が善玉菌に加勢するような環境を整えてあげること。単純ですが、それがもっとも手軽で確実な方法です。

やり方はとても簡単で、腸内細菌の大好物である「食物繊維」と「乳酸菌」を含む食品をいままでより少しでも多く摂るように心がけることです。

栄養をもらった腸内細菌は働きが活発になり、まるで花を咲かせるかのごとく、体にいい物質をたくさん放ってくれることでしょう。

☑"腸のお花畑"は、日々のストレスに、とっても敏感！

「腸の中でお花畑を育てているように」、「腸にペットを飼っているように」、腸を可愛がってあげてください。

この意識を持つだけで、きっと、あなたの腸内フローラが変わるはずです。

腸の好物は先ほども申し上げた食物繊維と乳酸菌。そして、悪玉菌を抑制してくれる納豆を食べると、さらに腸は喜んでくれることでしょう。

反対に、腸が苦手とするのはストレスです。強いストレスがかかると、腸の働きは悪くなってしまいます。だからといって、生活からストレスの原因を排除するのは簡単ではありませんね。イライラする、気が焦っている、余計なことに気を取られて集中力が続かない。そんなときは、ゆっくりと呼吸することを心がけましょう。状況が許せば、4秒吸って8秒吐く「四・八呼吸」（86ページ参照）が効果的です。

私だけが知っている松本明子の“腸”事情②

証言者 2	Velvet on the Beach 代表 松本明子ヘアメイク歴 18年	桜井章生

Q1 便秘が治って肌の状態に変化は?

以前とはぜんぜん違います。前は、ファンデーションのノリが悪く、すぐに浮いたりよれたりしていたのが、いまはピタッとハマります。それから、むくみですね。以前はメイク前にリンパマッサージをよくしていたけど、最近は「すっきりしていますね」があいさつ代わり。現場に来る前にどこかでマッサージを受けてきたのかと思うくらい、すっきりしていますよ。

Q2 シミやシワに変化はありますか?

クマは確実に薄くなりました。年齢を考えればシミやシワが増えて、メイクの工程もどんどん増えていくのが普通ですが、あっこさんの場合はここ数年、プラスαで何かを足すとか、そういうのはまったくないですね。

Q3 乾燥、肌荒れはよくなりましたか?

それはもう、格段によくなりました。以前は唇がガサガサに荒れていて、よくリップクリームで押さえつけていましたから(笑)。

Q4 髪質は変わりましたか?

相変わらずの剛毛ですが、ヘアケアに気を使うようになった分、いまは扱いやすいです。以前は試供品で済ませていたシャンプー、リンスも、ここ数年はうちのサロンで買われていますし、前なら絶対にしなかったトリートメントも、毎回必ずするようになりました。

Q5 便秘解消前後でいちばんの変化は?

正直にいって、以前のほうがおばちゃんぽかったです。洋服も黒のタートルに100年前に買ったようなデニムで、本当に無頓着でした。それがいまは、おしゃれになって、女性らしくなったように思います。

Chapter
3

腸活 実践編！

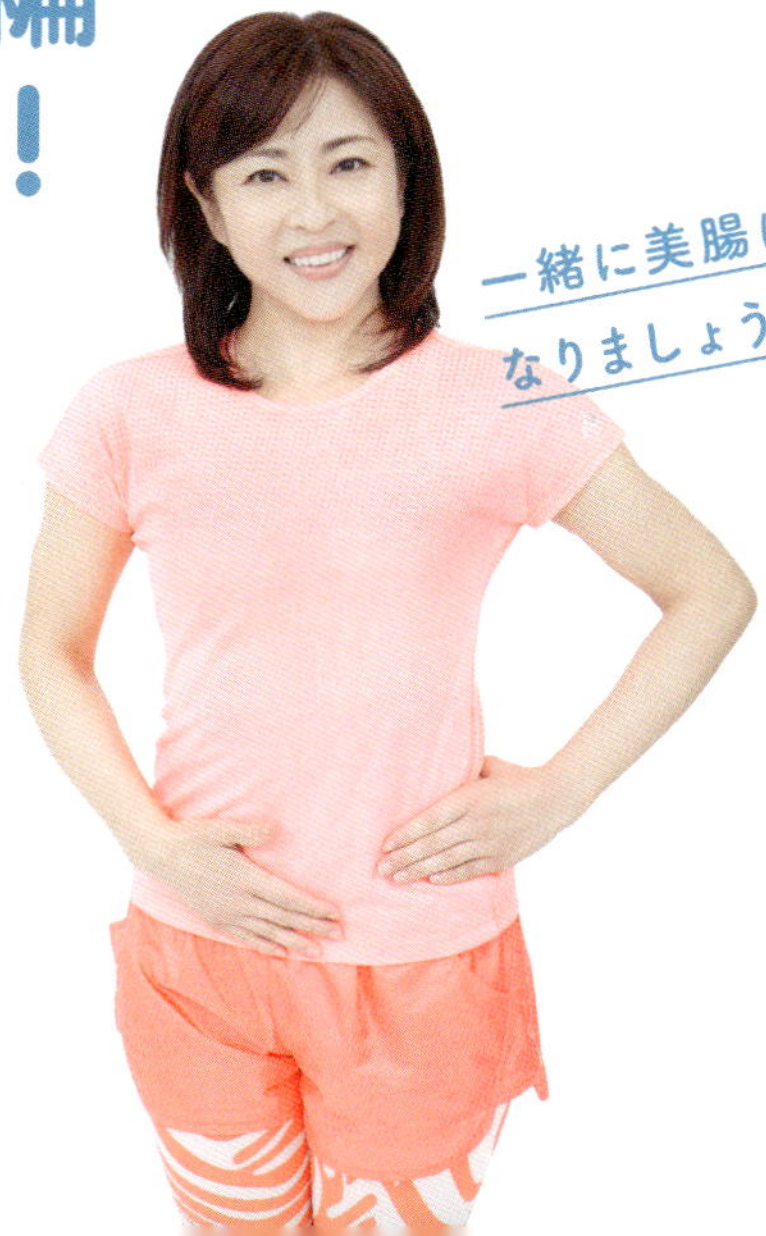

できることから習慣に

ここからは、いよいよ便秘解消に向けた実践編です。わかりやすいように、朝、昼、夜と時間を追って、便秘解消&美腸のためにやりたいこと、そのポイントを紹介していきます。

でも待って！　ひとつひとつはす〜っごく簡単でお金もかからないことばかりだけど、全部をその時間帯に、きっちりやろうと思っちゃダメ。なんてったって、プレッシャーやストレスは美腸の大敵！

自分がとっつきやすいこと、生活の中で無理なくできることを最優先に、細〜く長〜く続けていきましょう。ここで紹介したことのほとんどを、私はいまでも続けていますよ。

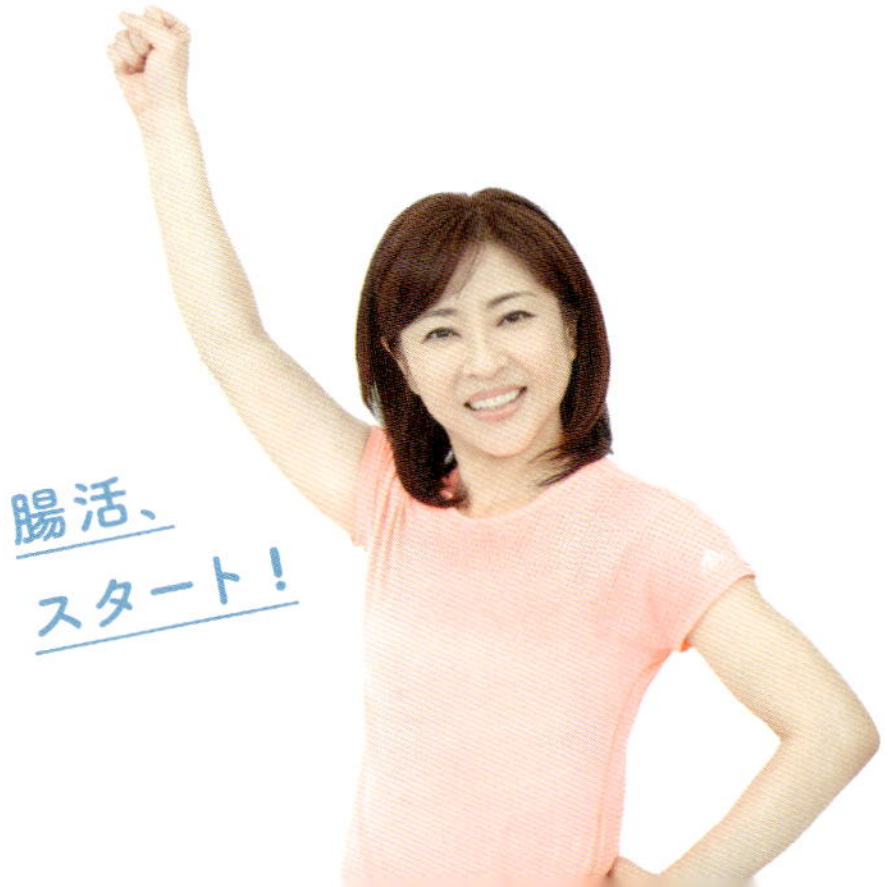

朝
Morning

目覚めにコップ1杯 ごくごく一気飲み！

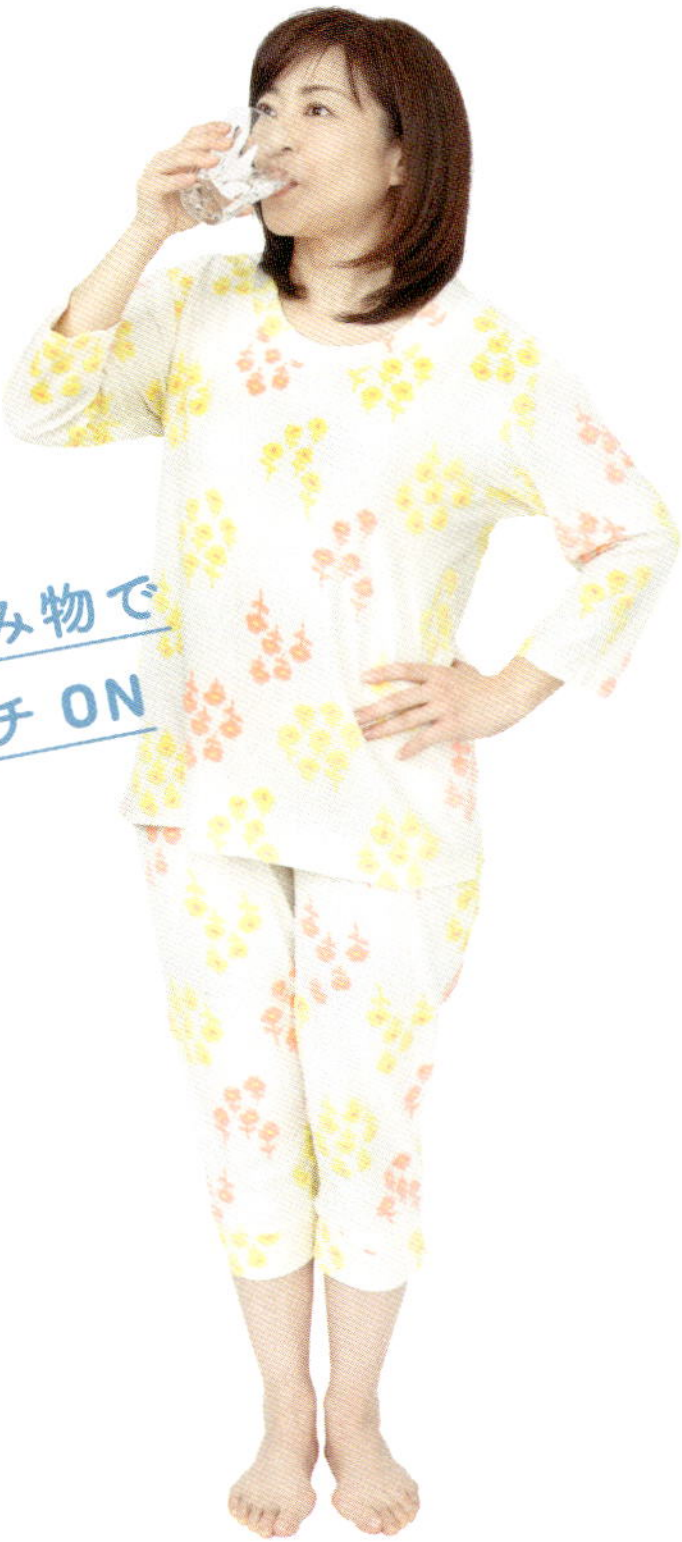

1杯の飲み物で
腸スイッチON

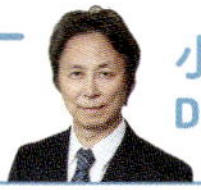

小林先生のアドバイス
Doctor's voice

ポイントは、〝飲み物を一気に送り込む〟こと。胃に入った液体の重みで腸のスイッチを入れるのが目的なので（胃・結腸反射）、水でもお茶でも飲み物の種類は問いません。一気飲みできるなら、飲み物の温度もお好みでどうぞ。

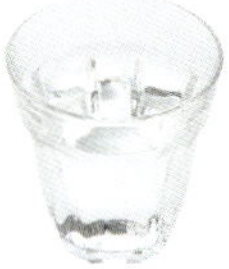

コップ1杯の水分

腸刺激ストレッチ❶

体側のばし

手を交差させヒジを伸ばす

足は肩幅に開き、手を交差させ、息を吸いながら手を上へ伸ばします。肩甲骨を寄せるようにし、最後に、首が詰まりすぎないよう、肩を少し落としましょう。

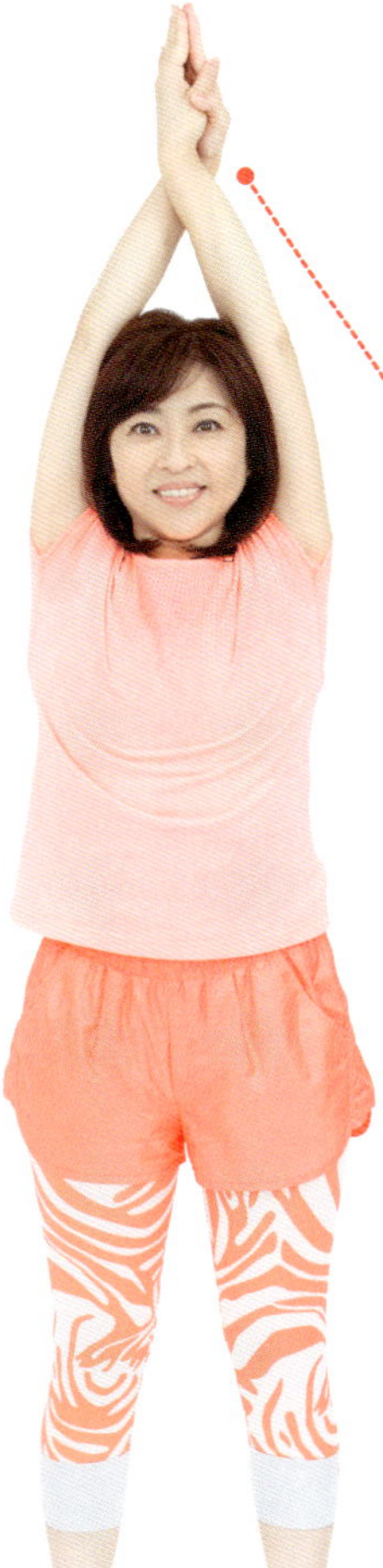

基本姿勢

POINT

手のひらを合わせるのが難しい人は無理をせず、手首をクロスさせましょう。手を合わせることより、ヒジを伸ばすことが優先です。

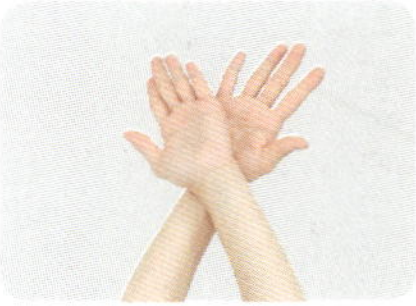

NG

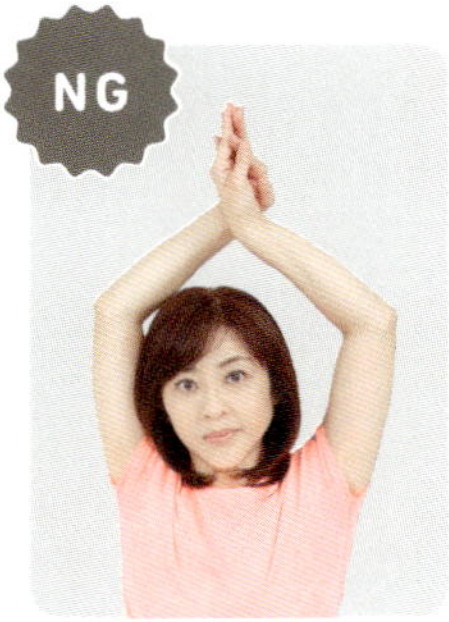

ヒジが曲がっていると、体が気持ちよく伸びません。

左右に倒す

基本姿勢をキープして、息を吐きながら体を横に倒します。自然に呼吸をし、しっかり伸びたと思ったら体を元の位置に戻します。

POINT

ときどき鏡で見て、体が前後に倒れていないかチェックしてみましょう。

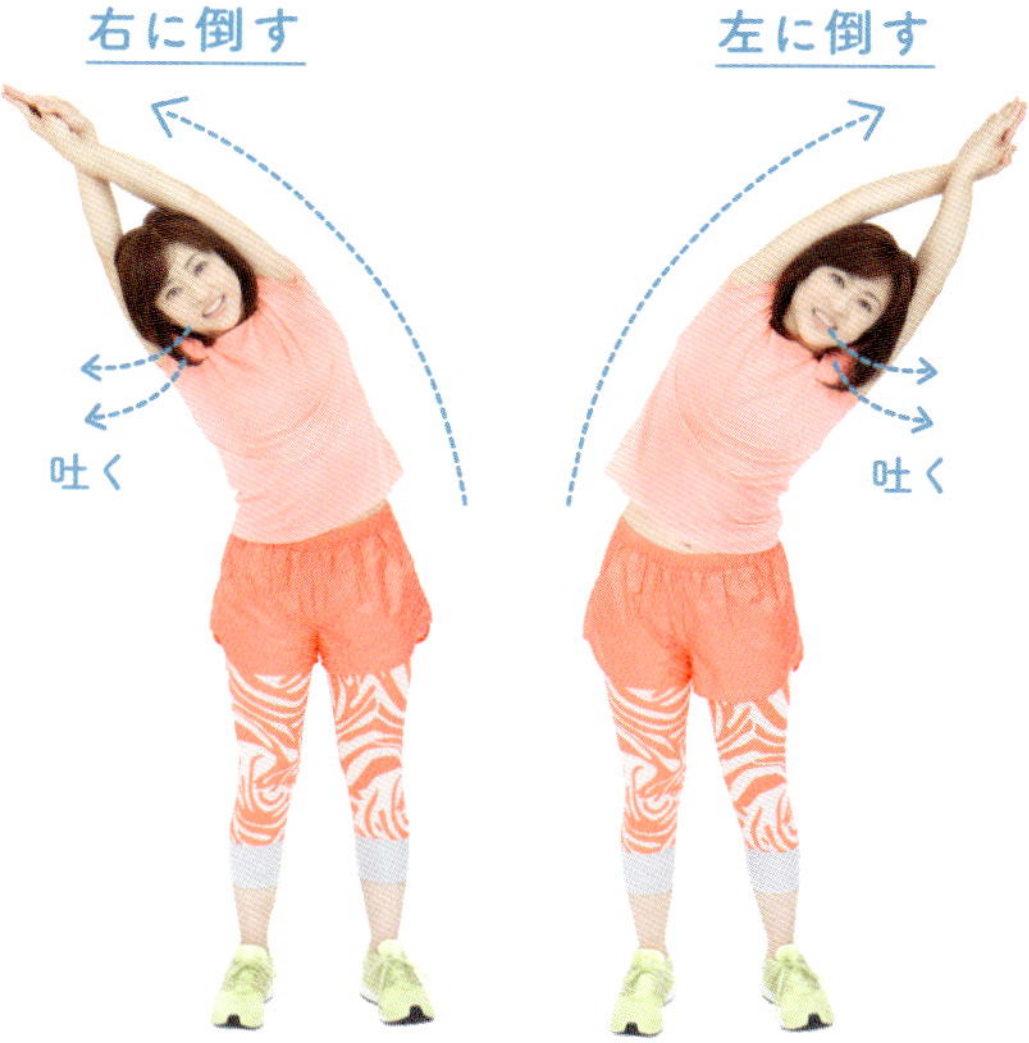

右に倒す
吐く
左に倒す
吐く

前に倒す

基本姿勢をキープし、息を吐きながら体をゆっくり前に倒します。 お腹に力を入れ、体がふらつかないようにします。倒したら、息を吸いながら、ゆっくり体を起こします。

POINT

お尻の位置が動かないように意識すると上手にできます。

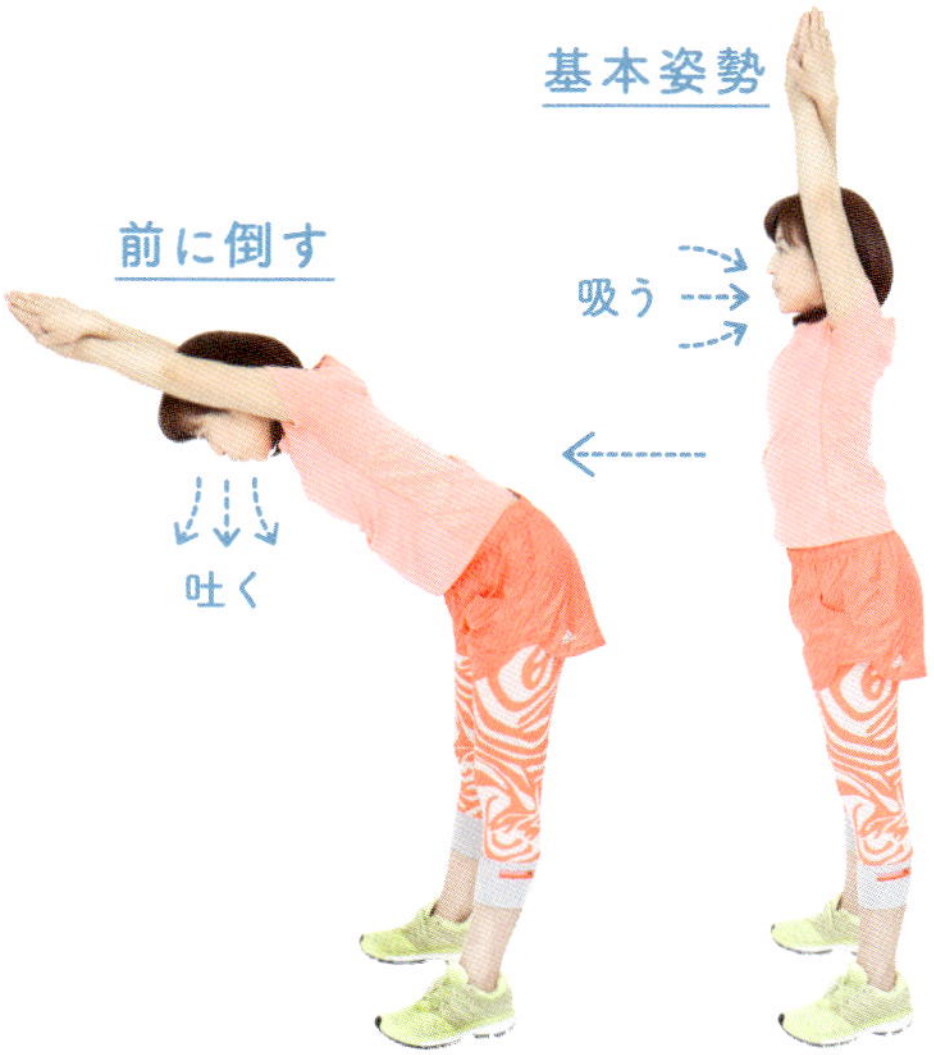

基本姿勢
吸う
前に倒す
吐く

腸刺激ストレッチ❷

腰まわし

左手は肋骨の下
右手は腰骨の上に

このエクササイズの目的は、下のイラストで示したように、腸の詰まりやすい四隅のポイントをギュッとつかんで動かし、刺激を与えることです。

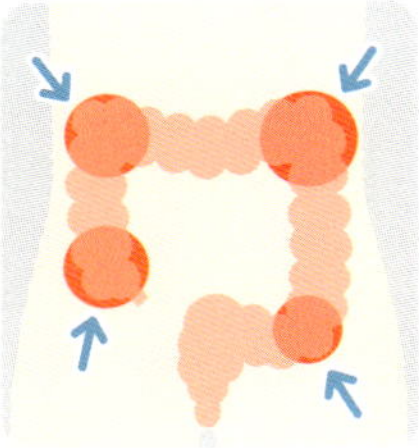

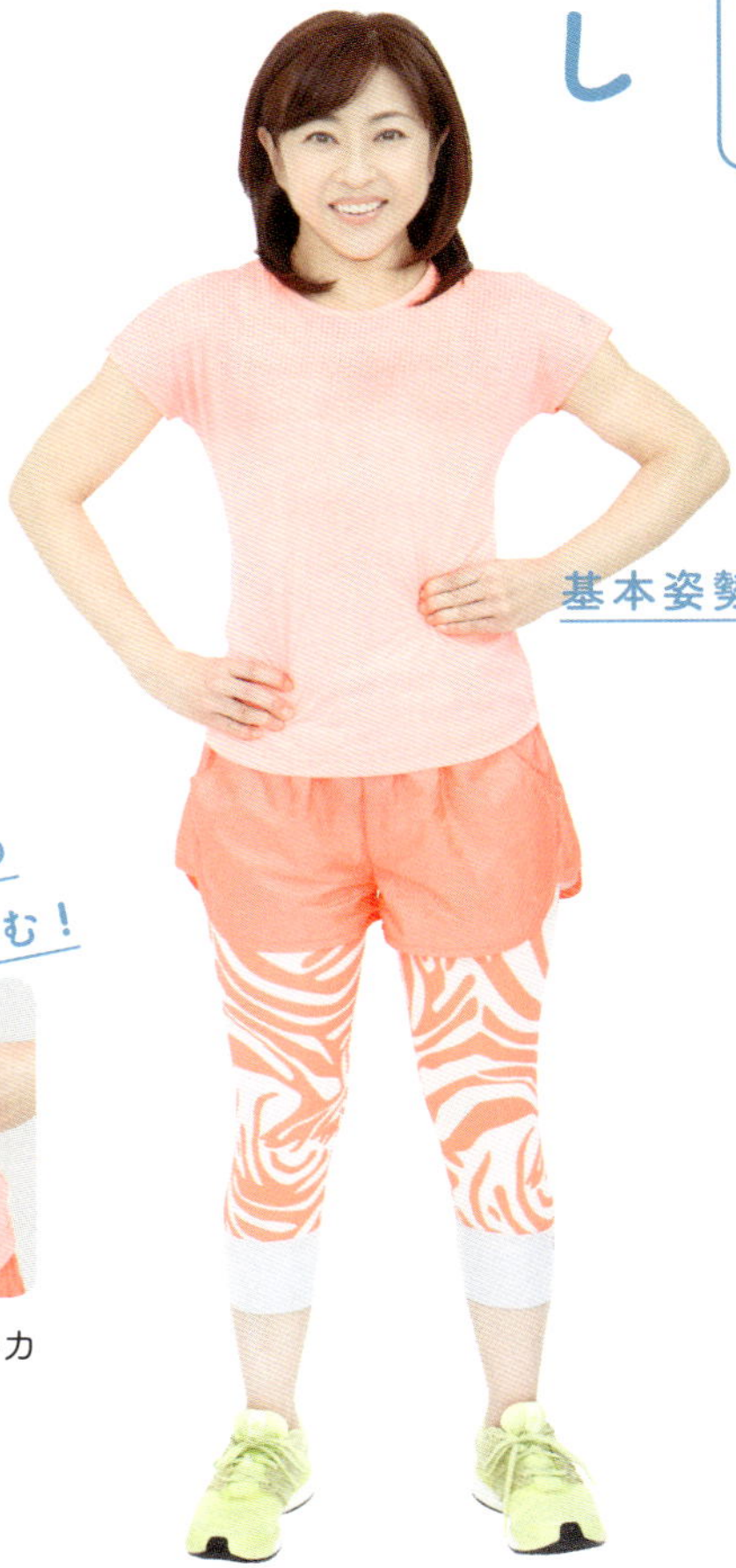

基本姿勢

肋骨のすぐ下と腰骨のすぐ上をギュッとつかむ！

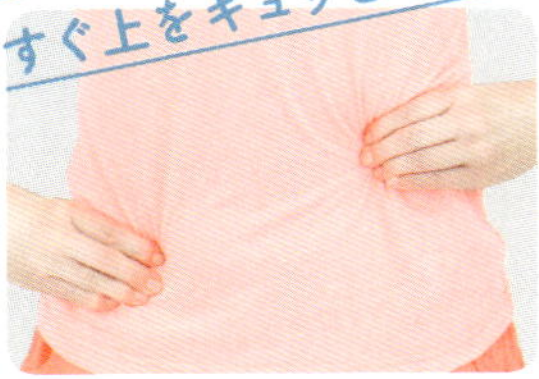

遠慮なく、思いっきり、強い力でギュッ!

左右に回す

肛門をキュッとしめながら、右まわりに腰を大きくゆっくり回します。
左まわりも同様に。1回5〜10回、1日に好きなだけ!

左まわし

右まわし

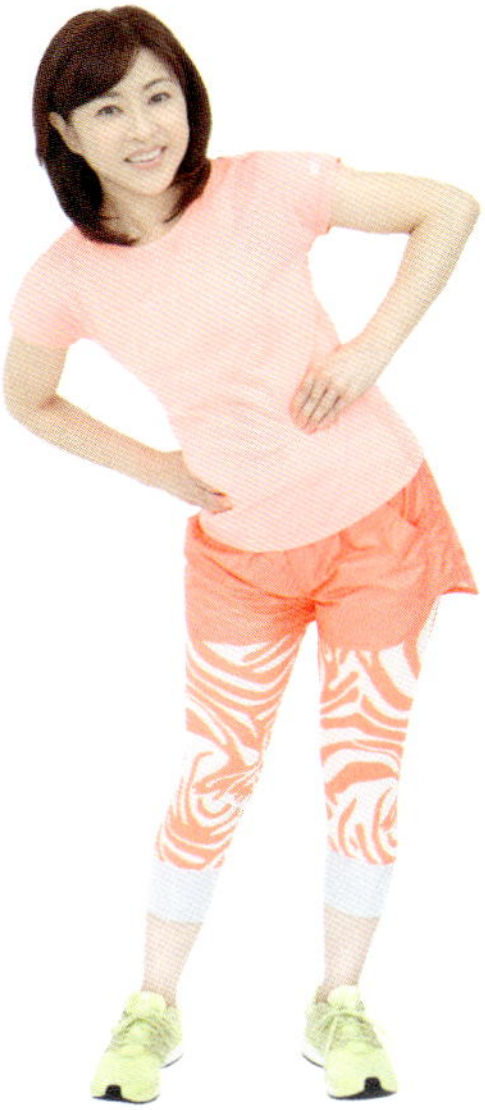

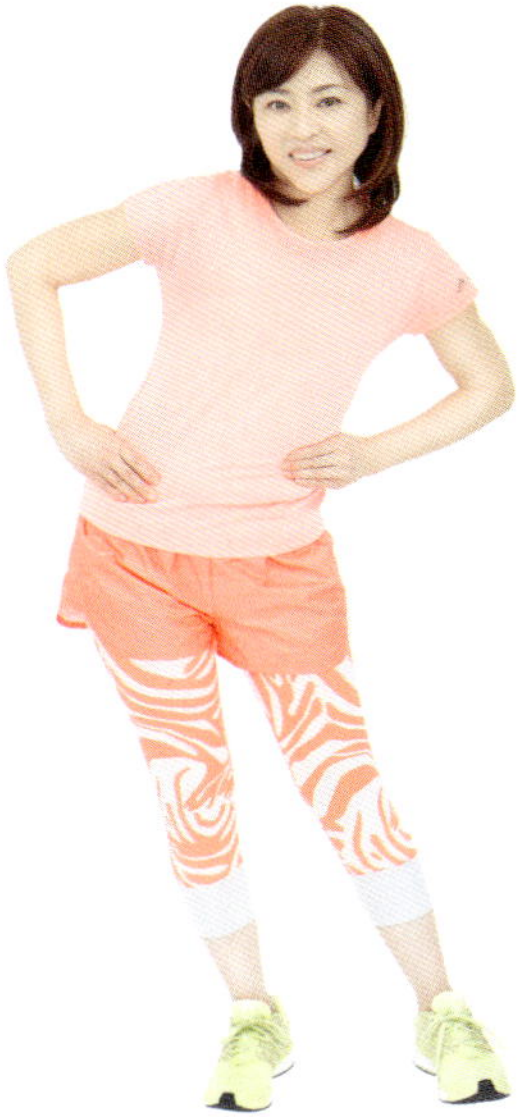

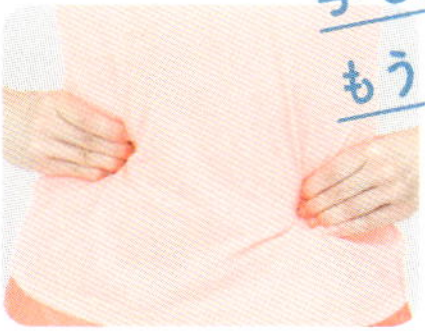

手を入れ替えてもう1回!

腰骨の上と肋骨の下を順番に揉みましょう。

日中もギュッと腰つかみ!

外出先やオフィスで腰まわしまではできなくても、腸の詰まりやすい四隅をギュッギュッとマッサージのように揉むだけでも効果あり。信号の待ち時間などにもぜひ!

朝ごはん
Break fast

朝食抜きは腸泣かせ。ひと口でも食べましょう

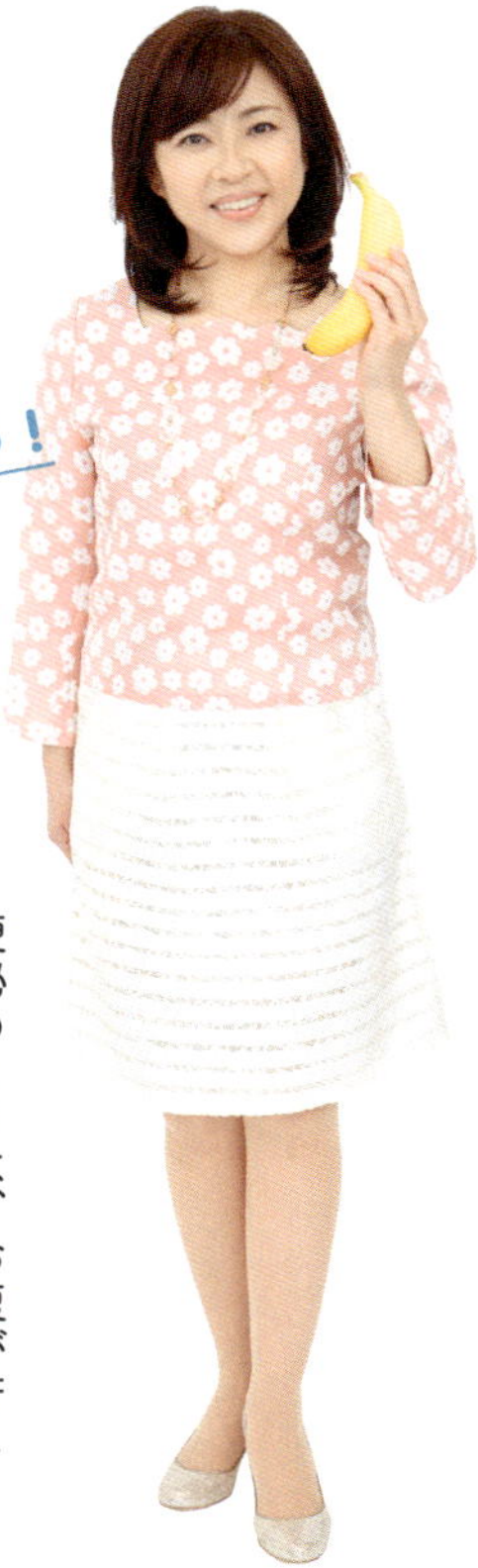

朝ごはんで腸もお目覚め！

便秘のときは、お腹が苦しくて朝ごはんが食べられないんですよね。

でも、大丈夫。便秘が改善されていくとともに、朝ごはんがどんどん美味しくなっていきます。だから、最初から食べることをあきらめないで！

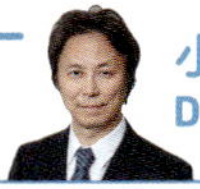

小林先生のアドバイス
Doctor's voice

この際、栄養バランスのことはひとまず忘れて、何でもいいから、何か食べましょう。朝食は、自律神経を整えるためにも、腸の蠕動《ぜんどう》運動《うんどう》を促すためにもとても重要です。食事の内容より、食べる習慣をつけることが先決。時間がない人はヨーグルトドリンクもおすすめです。

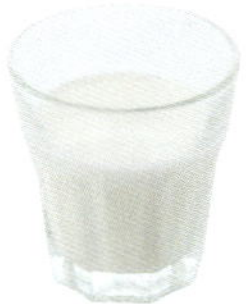

ヨーグルトドリンク

朝ごはんにぴったりの腸がよろこぶおすすめの食材

せっかく朝ごはんを食べる気持ちになれたのなら、少しだけ賢い選択をして、美腸づくりに役立つものを食べるようにすれば朝食の効果はさらに倍に！

　乳酸菌を多く含む発酵食品、食物繊維たっぷりの果物や野菜。まずは、この2つさえ押さえておけば、間違いなしです。

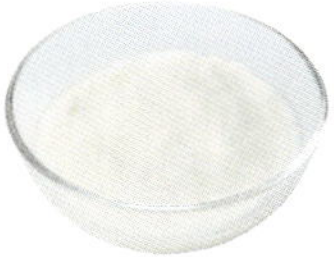

ヨーグルト

プレーンヨーグルトに、乳酸菌のエサとなるはちみつなどをかけて食べるのがおすすめ。

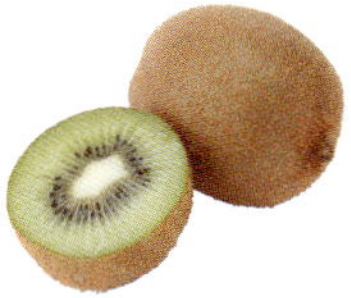

キウイ

食物繊維が豊富。半分にカットしてスプーンで食べられる手軽さも魅力。ヨーグルトにのせても◎。

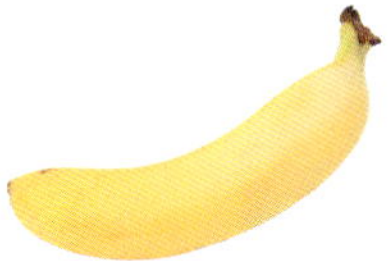

バナナ

調理の手間いらず。1本で食物繊維とオリゴ糖が摂取でき、ヨーグルトを足せば最強メニューに！

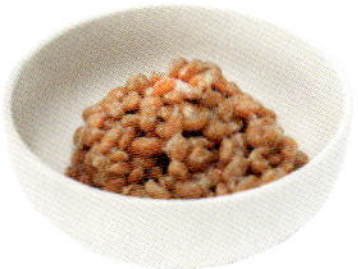

納豆

納豆キナーゼの働きで、善玉菌を増やし、悪玉菌を抑える。納豆ごはんや納豆トーストに。

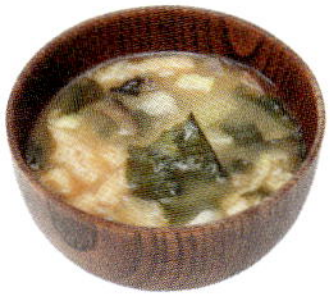

みそ汁

乳酸菌＋腸内で善玉菌を増やすメラノイジンのW効果。忙しい朝には、即席のみそ汁を利用してもOK。

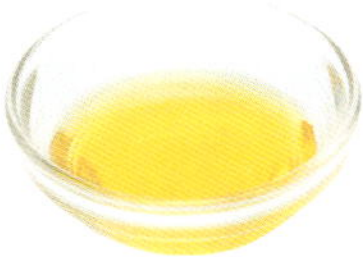

オリーブオイル

硬くなった便を覆ってするりと出しやすく。スプーン1杯をそのままで。パンにつけたりドレッシングに使っても。

いつも食べている美腸メニューをご紹介！

松本明子の腸がよろこぶ朝ごはん

アボカドサラダ

たった5分で作れちゃう！

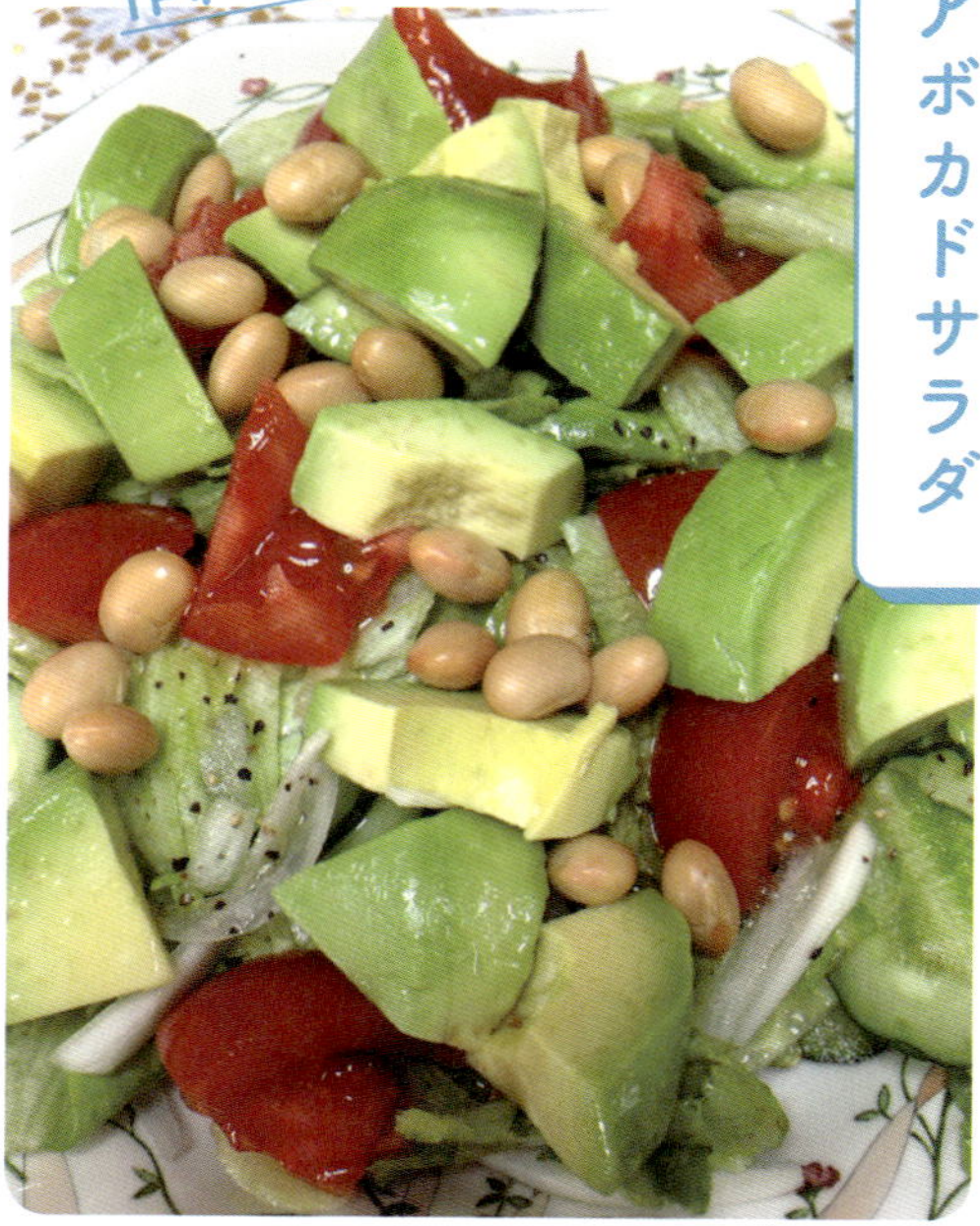

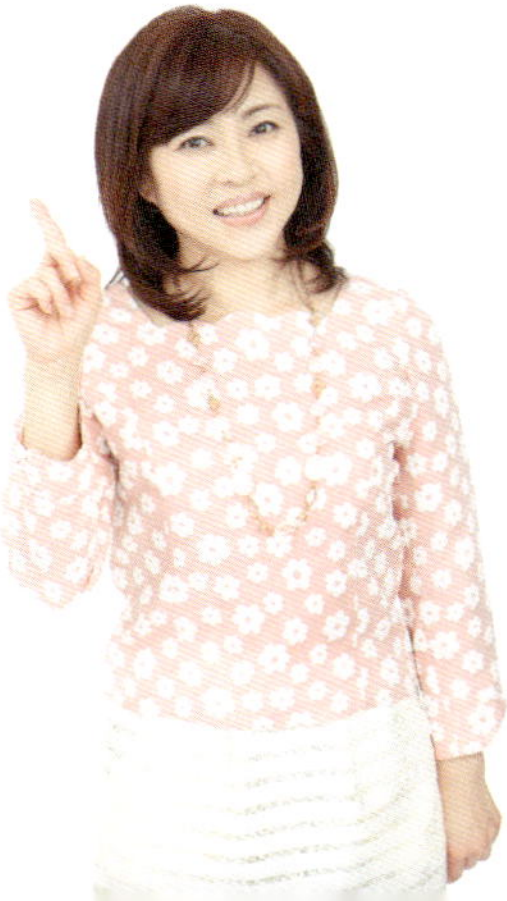

Recipe

レタス、タマネギ、きゅうり、
トマト、アボカド、大豆を豪快に混ぜて。
ドレッシングもオリーブオイルを使って
腸にいいものを意識しています。

材料は、冷蔵庫に
あるものでちょっと
ずつ変わります

簡単!めかぶサラダ

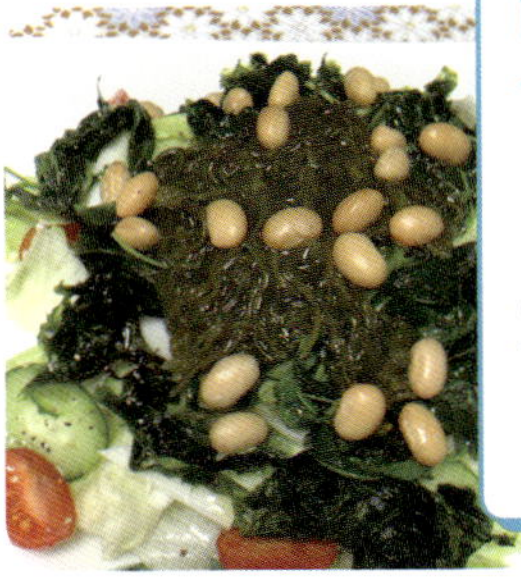

Recipe

レタス、新タマネギ、きゅうり、
ミニトマト、モロヘイヤ、あおさ、
ゆで大豆、わかめのサラダに、
めかぶをのせて、塩・こしょう、
ライムをかけます。
最後にナッツを
散らして完成!

腸にいい
食材たっぷり
サラダです!

手作りヨーグルト

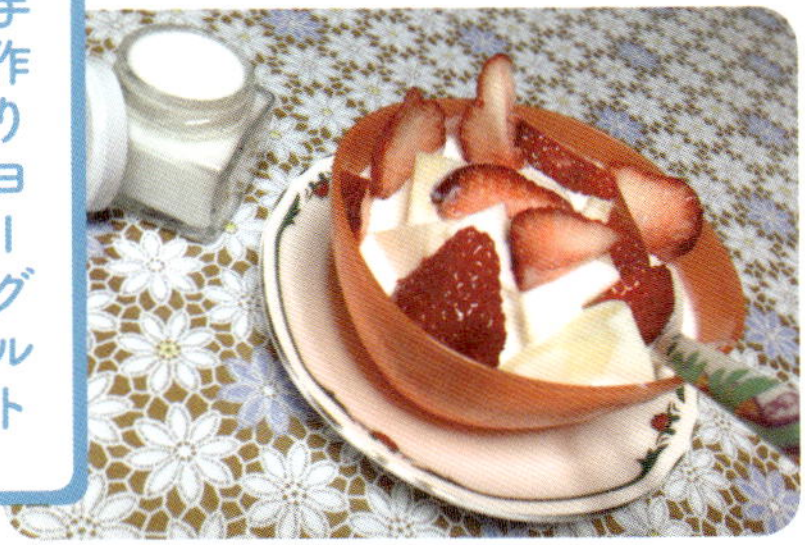

Recipe

ヨーグルト菌を牛乳に混ぜて
作る自家製ヨーグルトに、
りんごといちごをトッピング。
果物を変えたり、
はちみつをかけたりもします。

オリーブオイル炒め

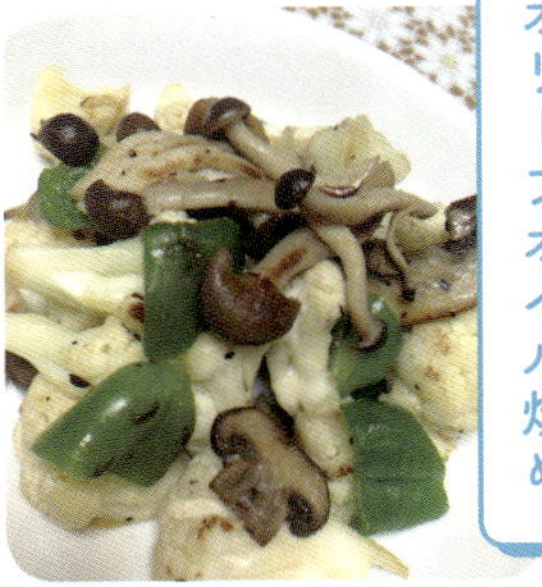

Recipe

カリフラワー、マッシュルーム、
しめじ、ピーマンを
オリーブオイルで炒めて、
軽く塩・こしょうで味を調えます。

トイレタイム
Toilet Time

出ても出なくても毎朝トイレへGO!

腸は決まったリズムが大好き。その性質をうまく利用すれば、憧れの〝朝からすっきり〟も夢じゃない!

腸からのお呼びがかからなくても、朝食の後、着替えの前など、だいたいいつも決まった時間にトイレに座るだけでも、排便のリズムを整える効果があるのだそう。

トイレに行ったら、78ページからのトイレストレッチを試してみて。

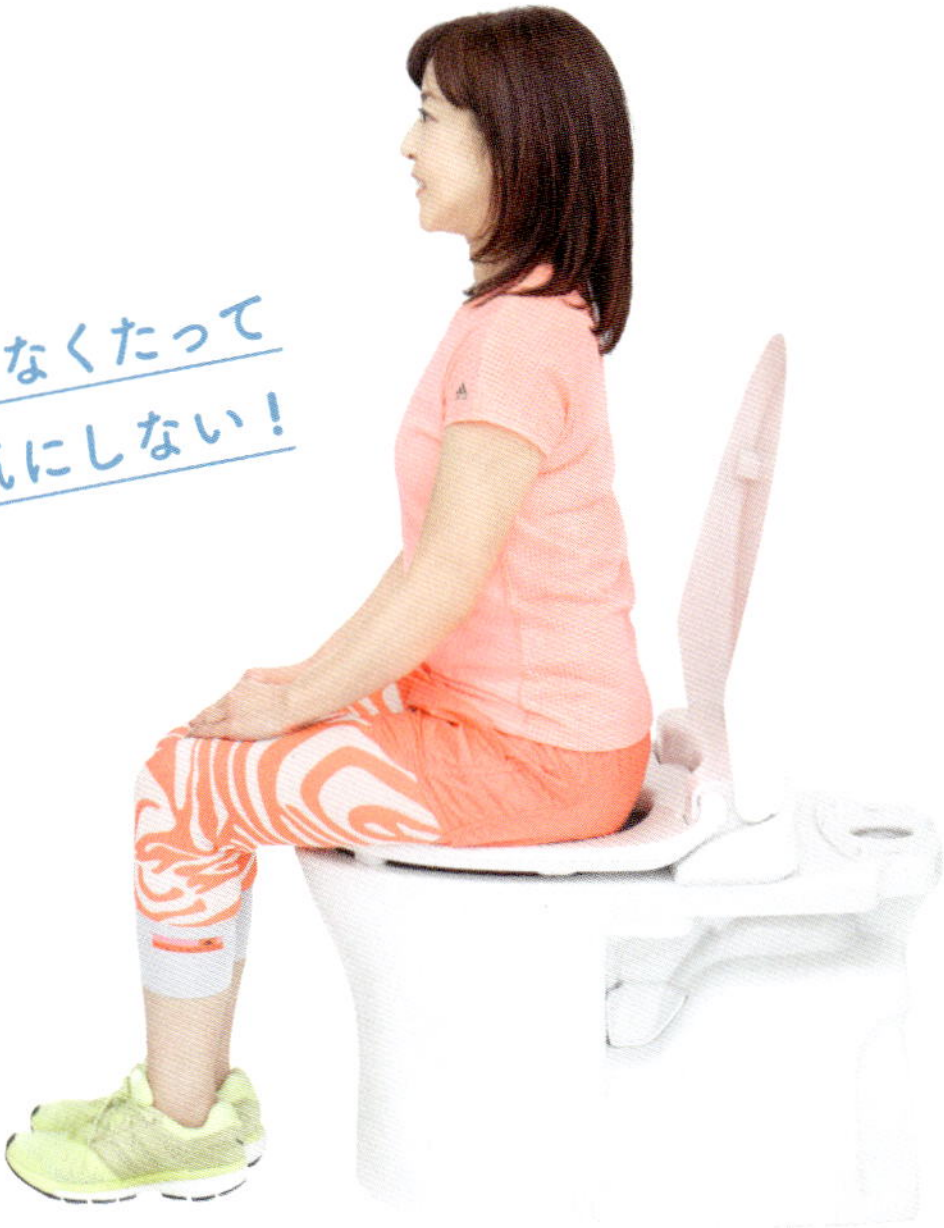

注意!!

トイレタイムは5分以内

うぅ〜んといきみ過ぎて痔《じ》にでもなったらたいへん。それに、「出ない、出ない」とイライラすると、呼吸が浅くなって自律神経が乱れて、出るはずのものも出なくなってしまうそう。

トイレではリラックスすることが大事。そして、お尻の健康を守るために、5分以上はがんばらないこと!

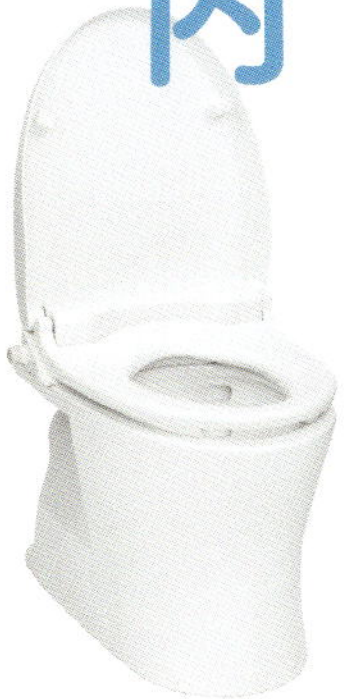

いきむ、がんばる、ぜ〜んぶバツです

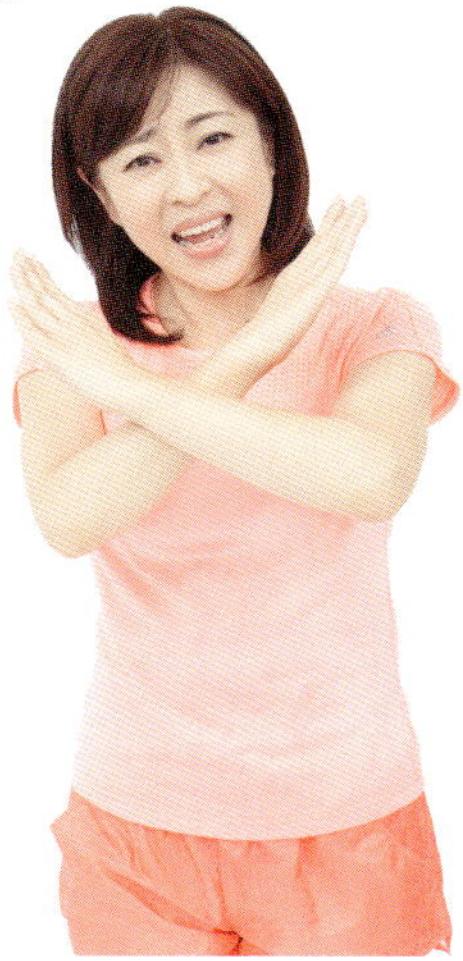

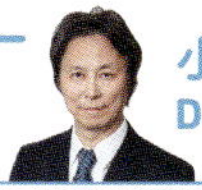

小林先生のアドバイス
Doctor's voice

毎日、出なくていいんです。大事なのは、毎日、朝5分のトイレタイムを確保する生活と心のゆとり。生活リズムが整っていくと自律神経のバランスが整いやすくなり、その結果、便秘解消を後押ししてくれます。

トイレでストレッチ❶ 上体ひねり

右へひねる

左へひねる

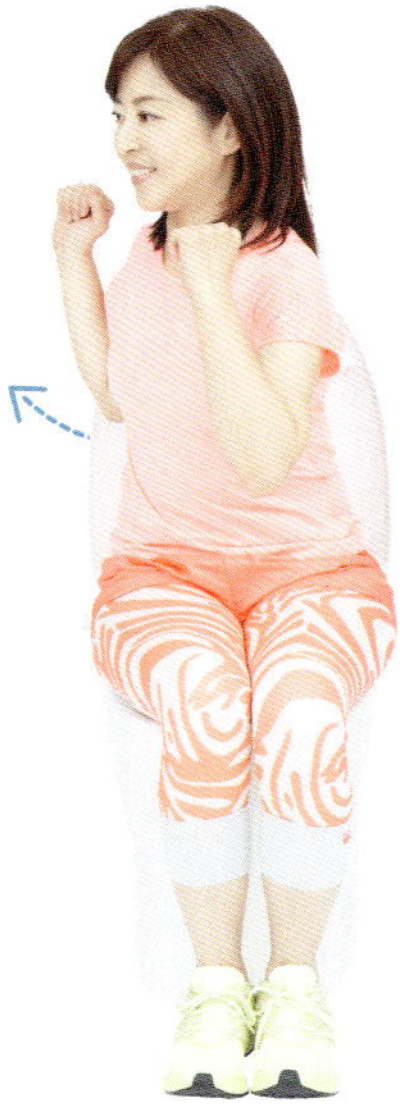

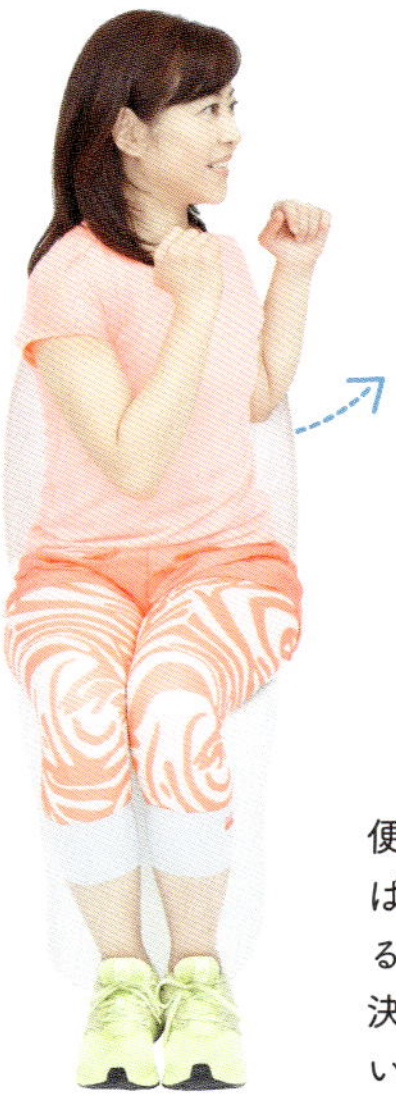

便座に腰かけたら背筋を伸ばし、上半身を左右にひねるツイスト運動を。回数に決まりはなく、自分が心地いい程度に続けましょう。

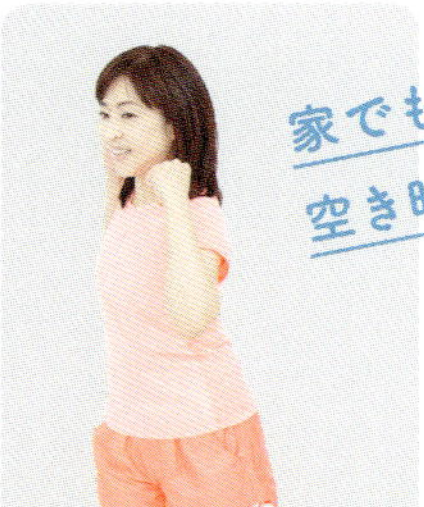

家でも職場でも
空き時間にストレッチ

立った姿勢で行っても同じ効果が得られます。

簡単動作で腸を動かす

体の軸がぶれないように左右に体をひねるだけ。これでも十分に腸への刺激となります。慣れてきたら、息を吐きながらさらにもうひとひねりを加えてみましょう。

トイレでストレッチ❷

お尻スライド

大きな動きで腸に大胆アプローチ

上体ひねりが横からの刺激なら、こちらは前後に動かす縦の刺激です。腸をあらゆる方向から動かして、蠕動《ぜんどう》運動《うんどう》を促しましょう。

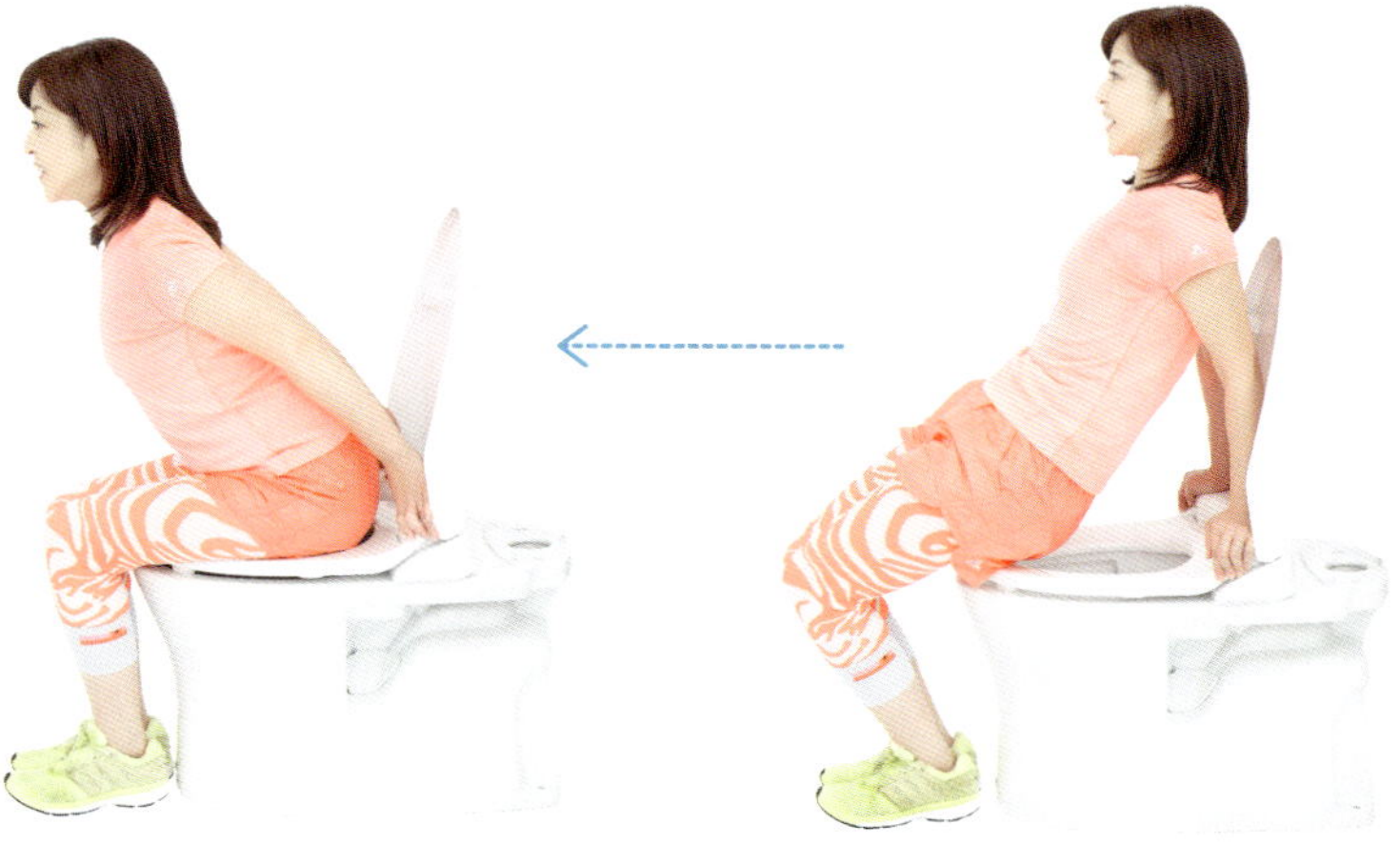

後ろに動かす

今度はお尻を後ろにクイッと突き出すように動かします。無理はしないで。

前に動かす

便座を手で押さえ体を安定させて、腰を突き出すように前に動かします。

トイレでストレッチ 3
考える人

静かに、でも、確実に。腸に刺激を届ける！

かの有名な彫刻、ロダンの「考える人」のポーズをするだけの超簡単ストレッチ。

基本姿勢

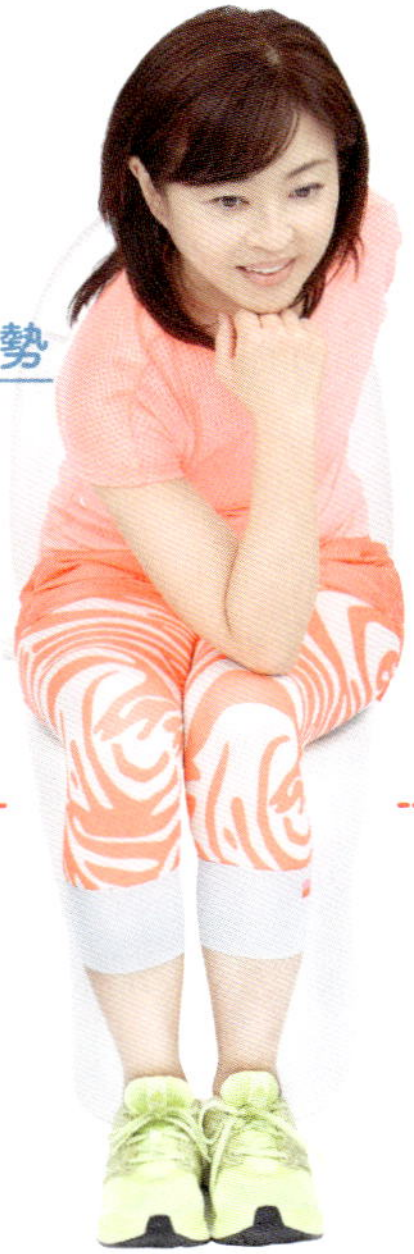

手を入れ替える

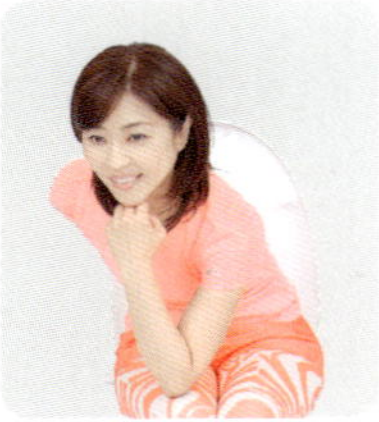

次は、左ひじを右ひざの上に。深い呼吸を繰り返しましょう。

POINT

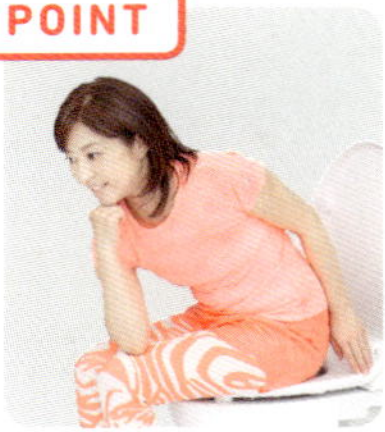

まずは、右ひじを左ひざの上に。お腹を引っ込めるのがポイント。

いろいろ動いて試してみよう！

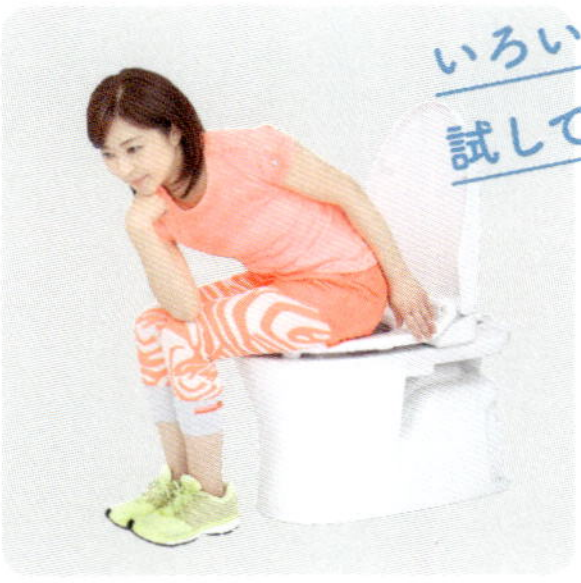

角度を変える

ひじを置く場所をちょっとずつずらして、上半身の角度を変えてみましょう。それだけで、腸のさまざまな場所を刺激できます。

腸刺激ストレッチ ③

肛門ツイスト

時間に余裕があれば トイレの前にコレ！

大きな動きで肛門括約筋を刺激。すぐ便意をもよおす人がいるくらい、効き目の高いストレッチなので、朝のトイレタイムの前に1分。時間を確保してぜひ試して!

基本姿勢

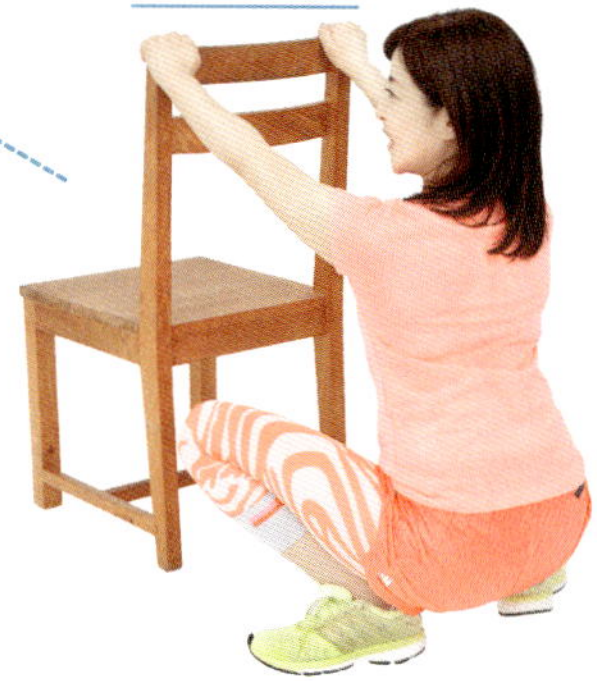

イスの背につかまり、足を開いてしゃがみます。このポーズだけでも肛門へのいい刺激に。

左右にツイスト

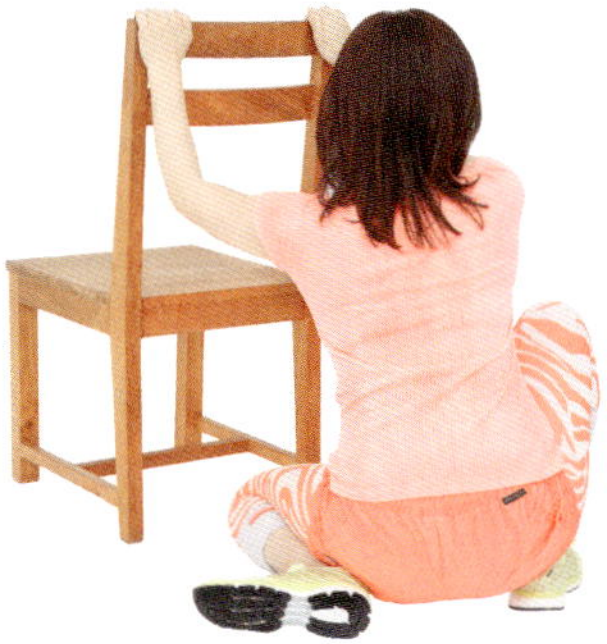

脚を倒しながら体を左右交互にひねります。このとき、お尻のほっぺが左右にツイストされているのを意識して。

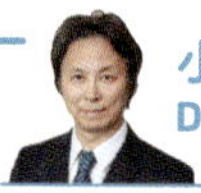

小林先生のアドバイス
Doctor's voice

便秘症の人の多くは、蠕動《ぜんどう》運動《うんどう》が弱くなっています。そのため、外側から刺激を与えることがとても重要になります。ここで紹介したストレッチは、トイレタイムに限らず、日中のリフレッシュとしてどんどん取り入れていきましょう。

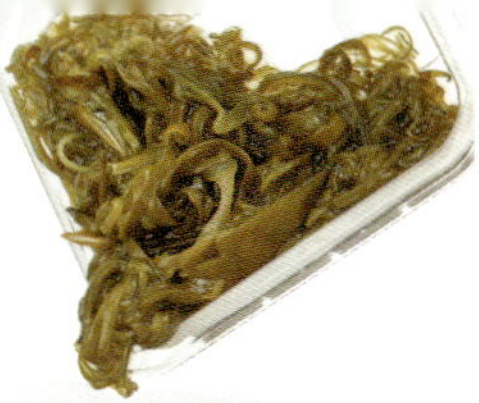

昼ごはん
Lunch

コンビニで簡単！美腸サラダ

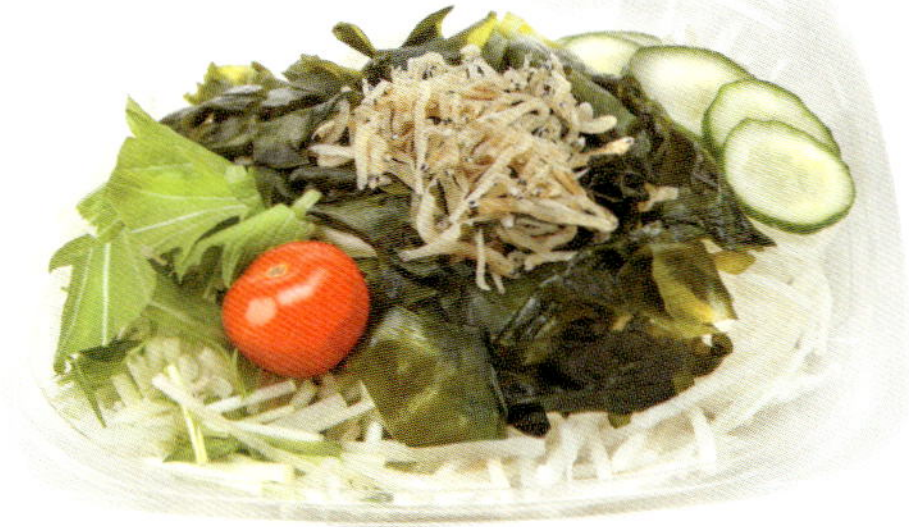

海藻サラダ＋もずくorめかぶ

「出先での昼食選びに困っている」と相談したときに、小林先生に教えていただいたメニューです。

　うんちをやわらかくしてくれる水溶性食物繊維が多く含まれている海藻サラダに、さらに海藻のもずくやめかぶをドバッとかけていただきます。

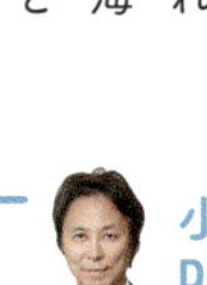

小林先生のアドバイス
Doctor's voice

水溶性食物繊維の摂れるサラダを必ず食べるようにしている松本さんの昼ごはんは優秀です。朝、乳酸菌が摂れなければ、昼ごはんに外食やコンビニでも摂りやすいキムチや漬物、チーズなどをプラスするように心がけるといいですね。

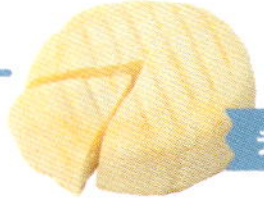
チーズ

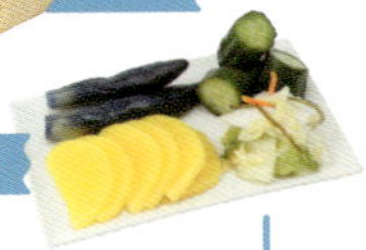
漬物

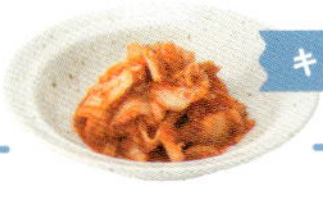
キムチ

いつも食べている美腸メニューをご紹介！

松本明子の腸がよろこぶ昼ごはん

みかんサラダ

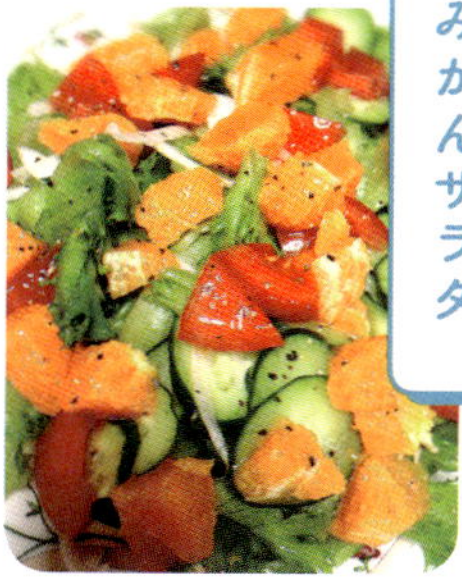

Recipe

フリルレタス、きゅうり、トマト、タマネギ、みかん（愛媛せとか）のサラダ。ドレッシングはオリーブオイルを使った手作りのもの。

カレーライスとサラダ

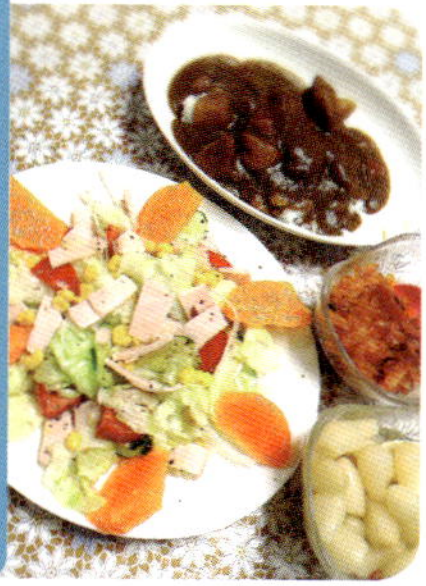

Recipe

自家製カレーライスとレタス、ミニトマト、きゅうり、スイートコーン、ハム、みかんのサラダ。らっきょうと福神漬けを添えて、発酵食品を摂るように心がけています。

間食 手作り干しいも

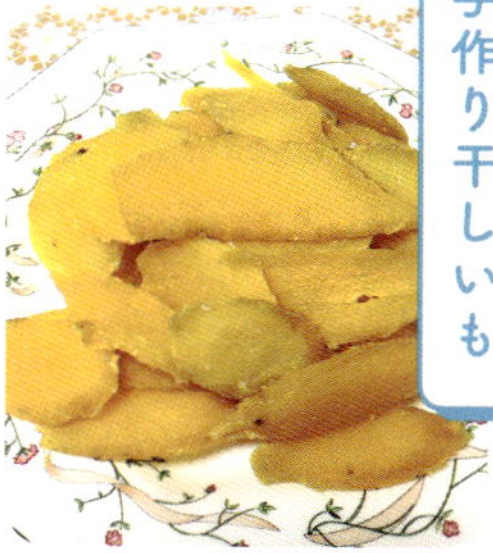

Recipe

茹でたさつまいもを適当な大きさに切り、ざるに広げて3〜4日天日干し。おやつでも食物繊維を摂っています。

外出
Go out

外出時にできること

「何をしたら、腸がよろこぶか」これが、私の行動の基準です。お出かけのときであれば、道の途中で出会った鳥の写メを撮っちゃうくらい時間にゆとりを持ちますし、少しイライラすることがあれば、すぐに深呼吸。そうそう。うんちがひからびないように、こまめにお水を飲むのも、すっかり習慣になりました。「明日の快便は、今日の小さな積み重ねから」座右の銘にしてください！

外出前はリラックス♪

時間にゆとりを持って準備＆出発

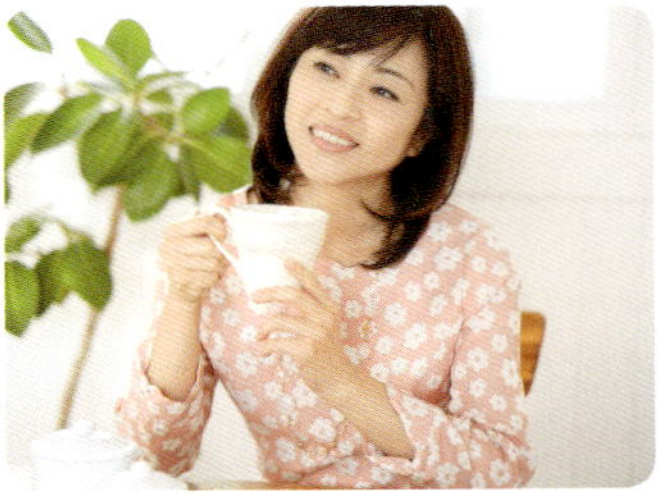

せかせかするのは、腸がもっとも嫌う行動パターン。出かける時間の5分前には身支度を終わらせるつもりで行動すると、出かける前のひとときに余裕が生まれます。

お水を持ち歩く

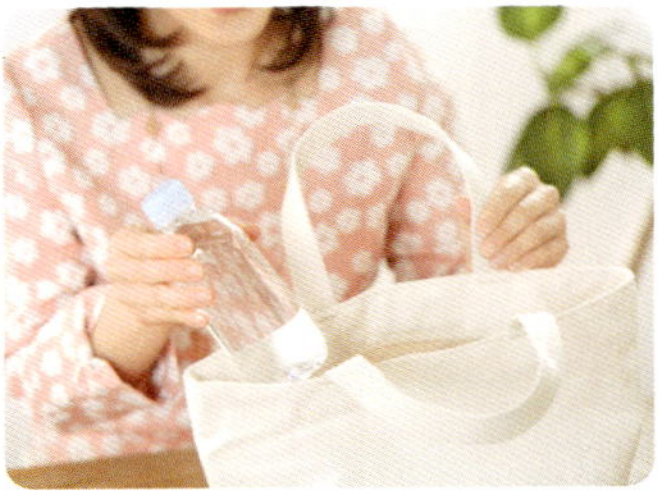

腸内に便が長く滞在するほど水分が奪われてコチコチに動かなくなってしまいます。便秘の人は水分をあまり取らない傾向にあるので、いつもペットボトルや水筒でお水を持ち歩くことから始めてみましょう。

お散歩気分で歩く！

私はこれまで、健康のために歩く＝ウォーキングだと思っていました。だから、歩くことが体にいいと知っていても、重い腰が上がりませんでした。

でも、この便秘解消への取り組みでは、お散歩気分でいい、というのがミソ。気合を入れず、歩いてみましょう。

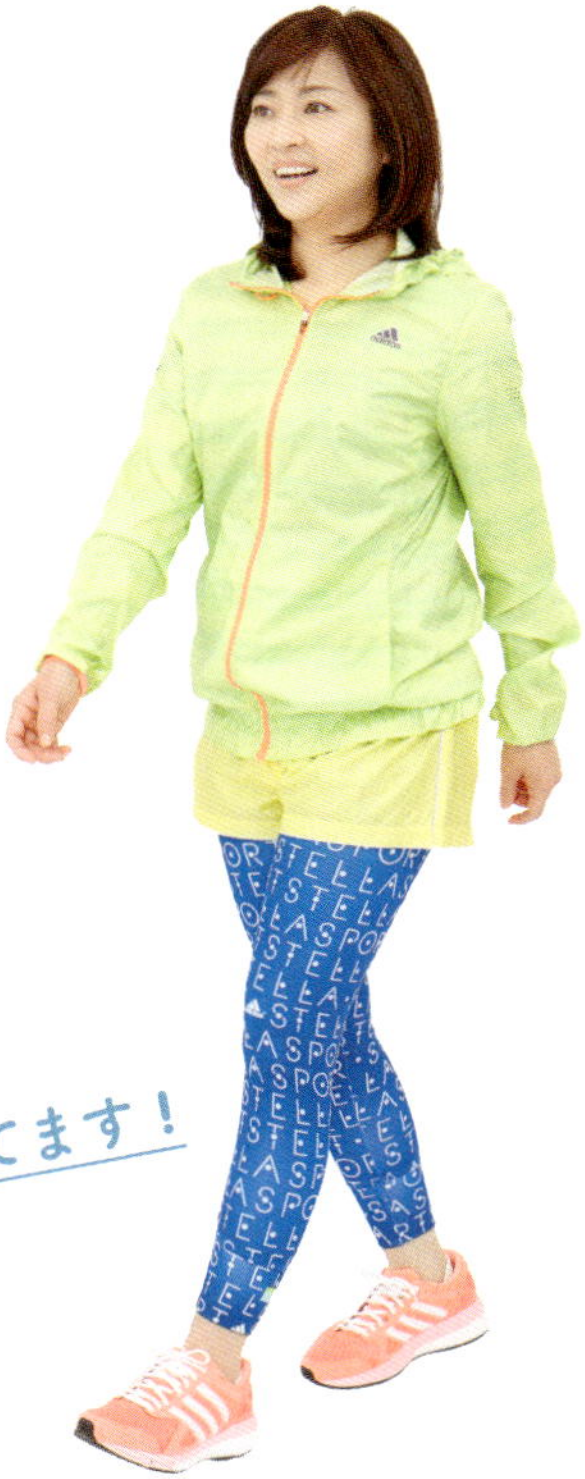

周りの景色を
楽しみながら
のんびり歩いてます！

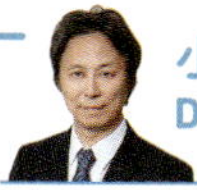

小林先生のアドバイス
Doctor's voice

息が上がるほどの早歩きやジョギングは、心拍数が上がって交感神経が優位になってしまうので、便秘解消という目的からはおすすめできません。安全が確保されるなら、お昼の時間帯よりも夕食後に30分ほど歩くとリラックス効果が高まり、気持ちよく眠りにつくことができますよ。

リフレッシュ
Refreshment

リフレッシュストレッチ❶ 四・八呼吸

4つ吸ったら、8つ吐く

「四・八呼吸」は、ストレスを溜め込まないための秘策！
いつでも、どこでも、1日に何度でも。

やり方

ゆっくり4つ数えながら息を吸い、ゆっくり8つ数えながら息を吐きます。

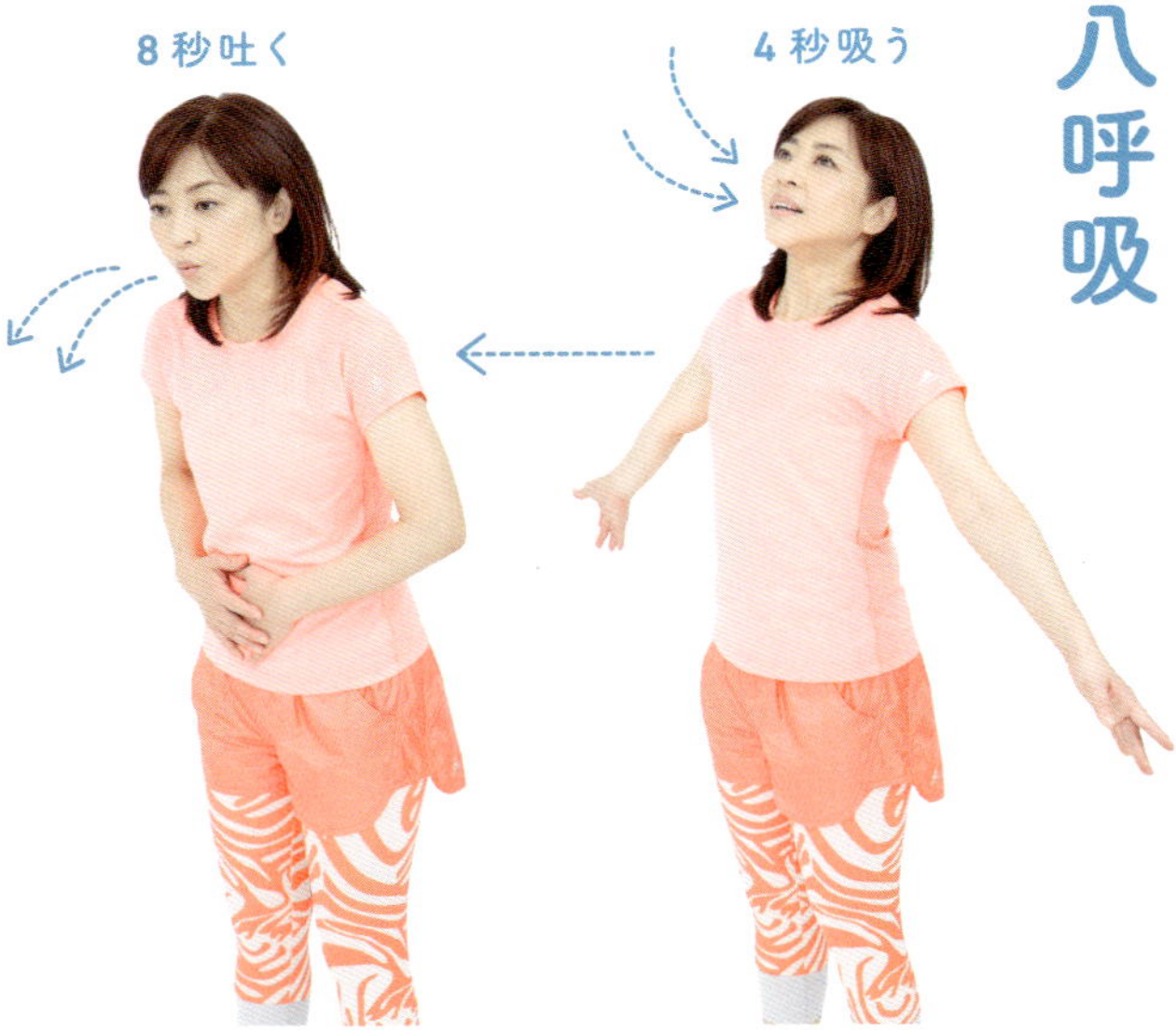

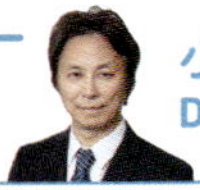

小林先生のアドバイス
Doctor's voice

ゆっくり長く息を吐くことが副交感神経の働きを高めてくれます。腸の天敵はストレス。「四・八呼吸」をして、ストレスで緊張した神経をゆるめ、リラックスした時間を少しでも多く持つようにしましょう。

リフレッシュストレッチ❷ 肩甲骨ゆるめ

ヒジを90度に曲げて手首をグルグル

背中の大きな関節である肩甲骨を効率よく動かして、上半身の血流アップ。デスクワークの合間にもおすすめです。

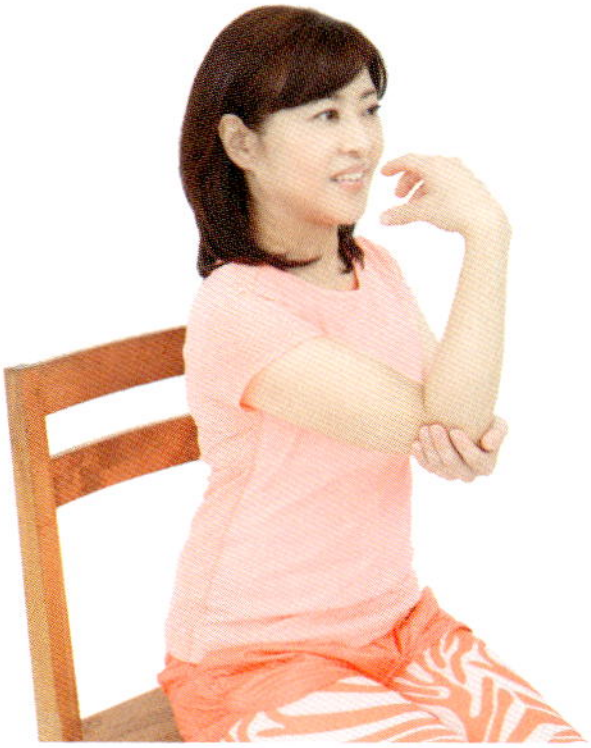

やり方

ヒジを90度に曲げ反対側の手で固定し、手首をグルグル回します。反対も同様に。

リフレッシュストレッチ❸ 股関節ゆるめ

太ももの上に片足をのせて足首をグルグル

下半身の大きな関節である股関節を動かして、下半身の血流アップ。足首の回転が股関節に伝わり、効率よくゆるめることができます。

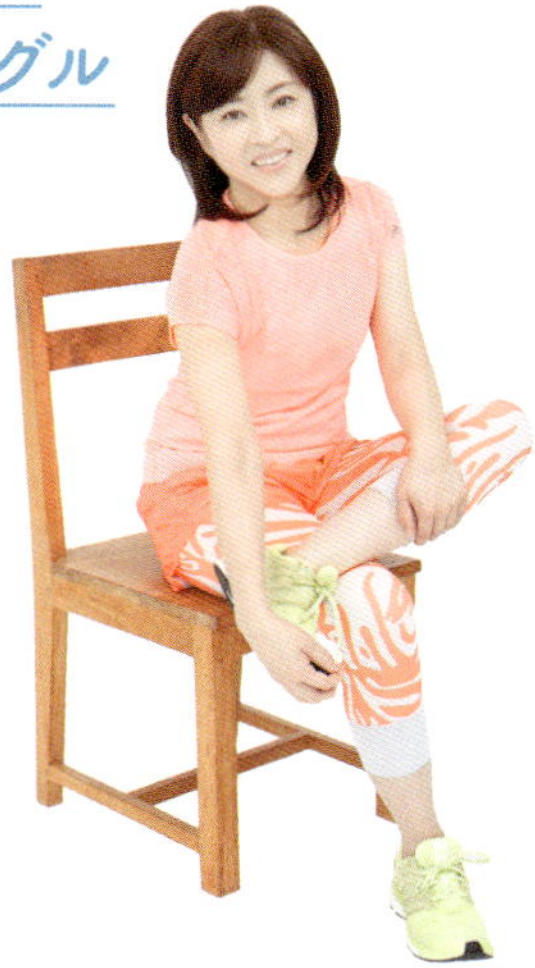

やり方

太ももの上に足首をのせ、手で足先を持ってグルグル回します。反対も同様に。

夜ごはん
Dinner

水溶性食物繊維を摂る

夜ごはんにぴったりの腸がよろこぶおすすめ食材

寝ている間にいちばん活発に働く腸のために、腸がもっとも必要としている水溶性の食物繊維を送り込みます！

といっても、野菜多めを意識すれば、自然と摂れるものです。

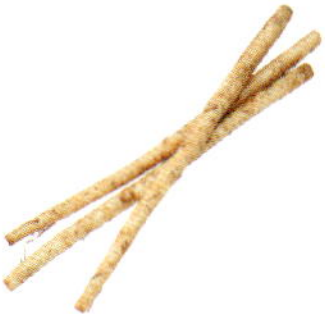

ごぼう

水溶性、不溶性の食物繊維が豊富で、善玉菌のエサとなるオリゴ糖も含む。ごぼう茶もおすすめ。

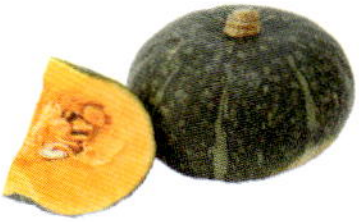

かぼちゃ

食物繊維の含有量が多く、ペクチンという水溶性食物繊維も豊富です。サラダ、煮物、焼き物に。

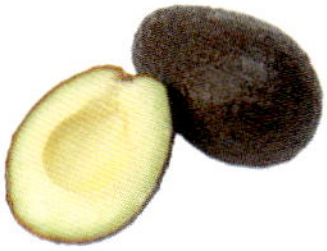

アボカド

食物繊維と一緒に体にいい油分（不飽和脂肪酸）も摂れるので、便を滑らかにする効果もあり。

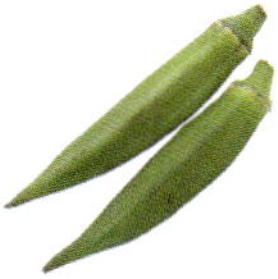

オクラ

ねばねば成分のペクチンに水溶性食物繊維が含まれていて、茹でると吸収率がアップする。

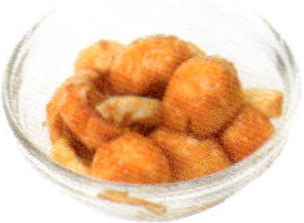

なめこ

表面を覆うネバネバに水溶性食物繊維が多く含まれるので、洗わずそのまま料理に使うのがおすすめ。

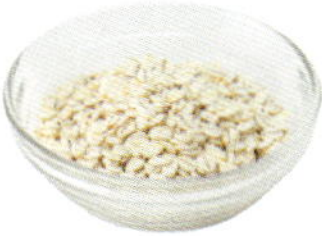

押麦

不溶性より水溶性食物繊維を多く含む。白米に1～3割程度入れて炊いたり、スープに入れても。

いつも食べている
美腸メニューをご紹介!

松本明子の腸がよろこぶ夜ごはん

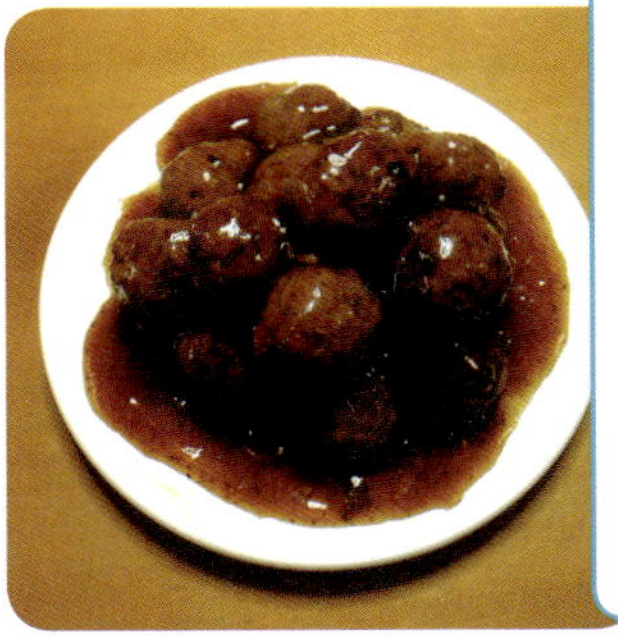

野菜入り肉団子

Recipe

〈材料〉
豚ひき肉
(豚肉の赤身が多いもの)
…………300g
タマネギ…………1/2個
ニンジン…………1/2個
ピーマン…………1個
シイタケ…………2枚
タケノコ(春の時期の)
…………適量
ショウガ…………小1個
卵…………1個

〈調味料〉
塩、こしょう、旨味調味料、酒、醤油、ごま油、片栗粉……各少々
〈甘辛ダレ〉
水…………200mℓ
砂糖…………大さじ3
醤油…………大さじ3
酢…………大さじ2
水溶き片栗粉
(片栗粉大さじ1+水大さじ2)

〈作り方〉
豚ひき肉に、みじん切りにした、タマネギ、ニンジン、ピーマン、シイタケ、タケノコ、ショウガ、溶き卵と調味料を入れ、よく混ぜ合わせる。直径2.5cmくらいのお団子に丸めて、中火で4〜5分揚げる。それに甘辛ダレをからめて、出来上がり!

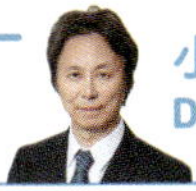

小林先生のアドバイス
Doctor's voice

ヨーグルトは朝に食べるイメージが強いですが、就寝中に働く腸のために、夜に食べるのがおすすめです。水溶性食物繊維をたっぷり含むキウイをのせて食べましょう。また、朝と夜でヨーグルトの種類を変えるといいですよ。

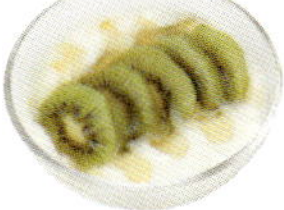
はちみつキウイヨーグルト

入浴
Bathing

ぬるめのお湯で15分＋"の"の字マッサージ

お湯につかればハァ〜と深いため息が出て全身がゆるみ、無条件に気持ちがいいですよね。38〜40度のぬるめのお湯に15分つかることで体がリラックスモードに入り、睡眠の質が上がり、就寝中の腸の活動も活発になるそうです。

さらに、"の"の字マッサージで腸のウォーミングアップをしておけば万全!

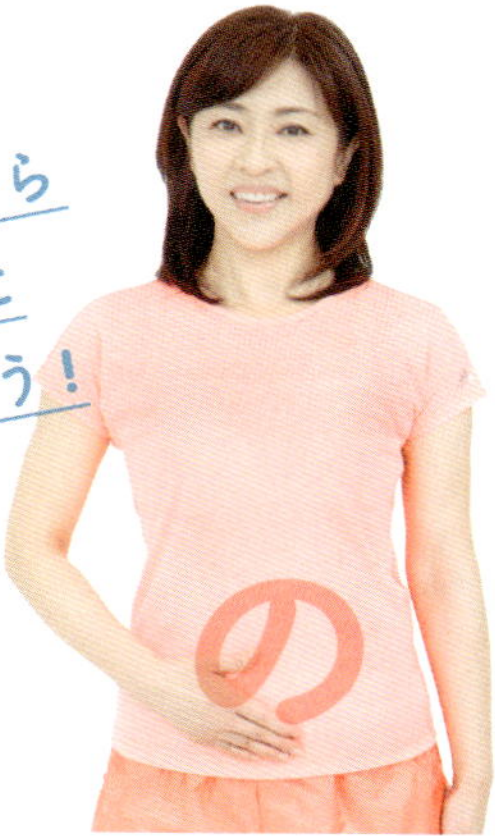

おへその下から
時計まわりに
"の"を書こう!

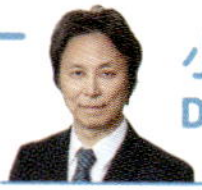

小林先生のアドバイス
Doctor's voice

熱いシャワーや熱めのお湯は、交感神経を高めてしまうので夜は避けたほうがいいでしょう。また、発汗作用やダイエット目的で20分も30分も長湯をするのは、リラックスを超えて体を疲れさせてしまうだけです。

就寝前
Before bedtime

シールを貼るだけ うんち日記をつけよう

出た量は気にせず、
とにかく出たらシールを貼る！
出た時間帯も記録すると◎

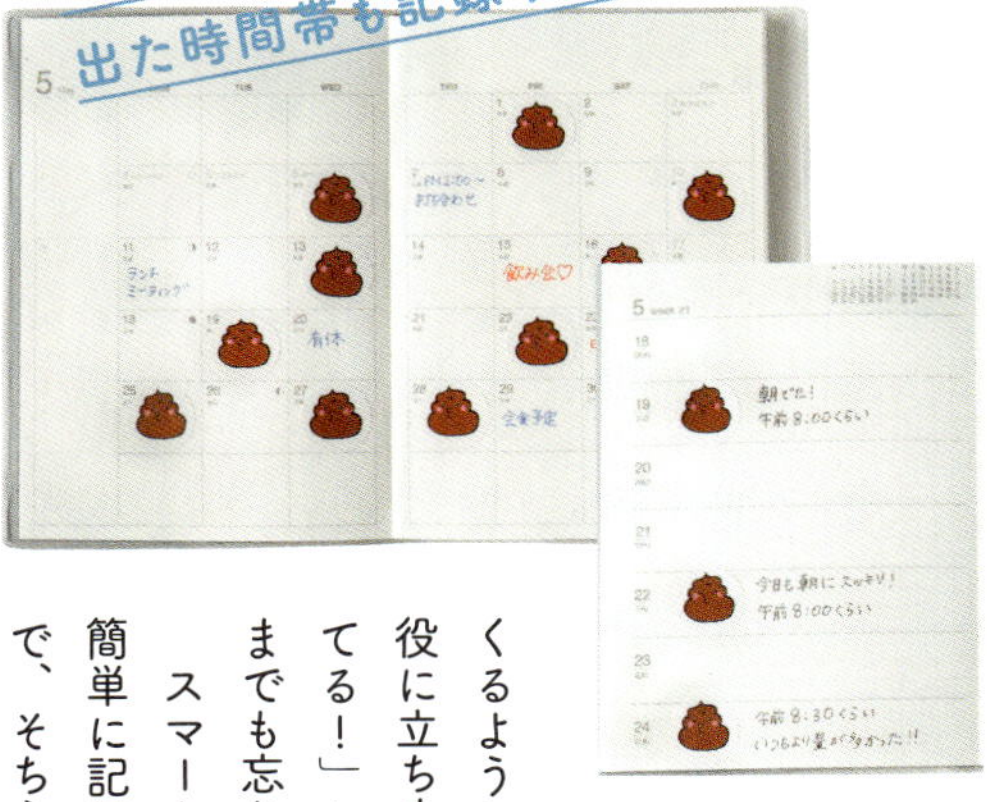

以前は、1週間〜10日間に1回浣腸を使って出していたので、うんちのサイクルなんて考えたこともありませんでした。

でも、ちょっとずつ出てくるようになると、このうんち日記が役に立ちました。「おっ、3日前にも出てる！」と気づいたときの感動は、いまでも忘れられません。

スマートフォンでうんちサイクルを簡単に記録できる無料アプリもあるので、そちらもおすすめ！

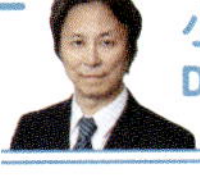

小林先生のアドバイス
Doctor's voice

うんち日記をつけるのは、排便のリズムが整ってきているかどうかを見るのが目的。だから、出た量は関係なく、とにかく出たらシールを貼る、という方法で十分なんです。もちろん、シールは何でもかまいませんよ（笑）。

寝る前30分はボーッと過ごす

やはり、寝る前にパソコンやスマホをいじるのはよくないそうです。寝つきが悪くなるから、というのは広く知られていますが、腸の立場に立ってみると、事態はもう少し深刻です。

お風呂に入ってリラックスすると、副交感神経が優位になり、体は眠る準備を、腸は夜に向けて働き出す準備を始めます。

ところが、パソコンやスマホの強い光が目から入ると、下がったはずの交感神経が再び上昇。これでは、そろそろ出番だと思って控えていた副交感神経は戸惑ってしまいます。

この戸惑いが腸の働きを鈍らせてしまう原因。だから、寝る前30分はボーッと過ごして、副交感神経のスイッチをしっかり入れてあげることが重要、ということなんです。お気に入りのアロマをたいたり、音楽を聴いたり、穏やかな時間を心がけましょう。

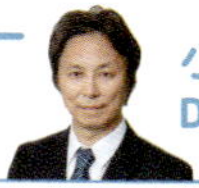

小林先生のアドバイス
Doctor's voice

寝る直前までテレビを見たり、ゲームをしていると、交感神経が高いまま眠ることになります。そうなると腸は100％の力を出し切れません。寝る前30分をゆったり過ごすだけで便秘が解消する人もいるくらいです。

腸刺激ストレッチ 4

お腹押し

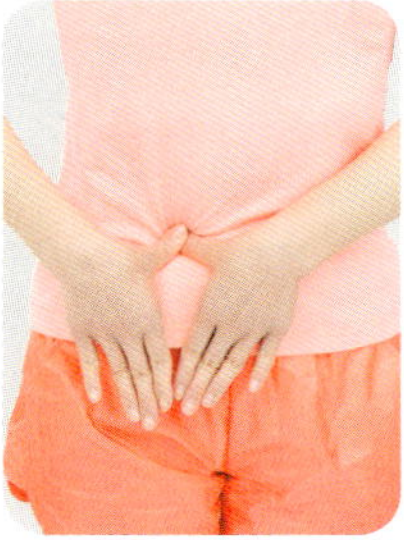

布団の中でギュッとひと押し

仰向けに寝て、ひざは立てます。おへそから指3本分はなれた場所を、親指を使ってイタ気持ちいいくらいの強さで押します。反対側も同様に。

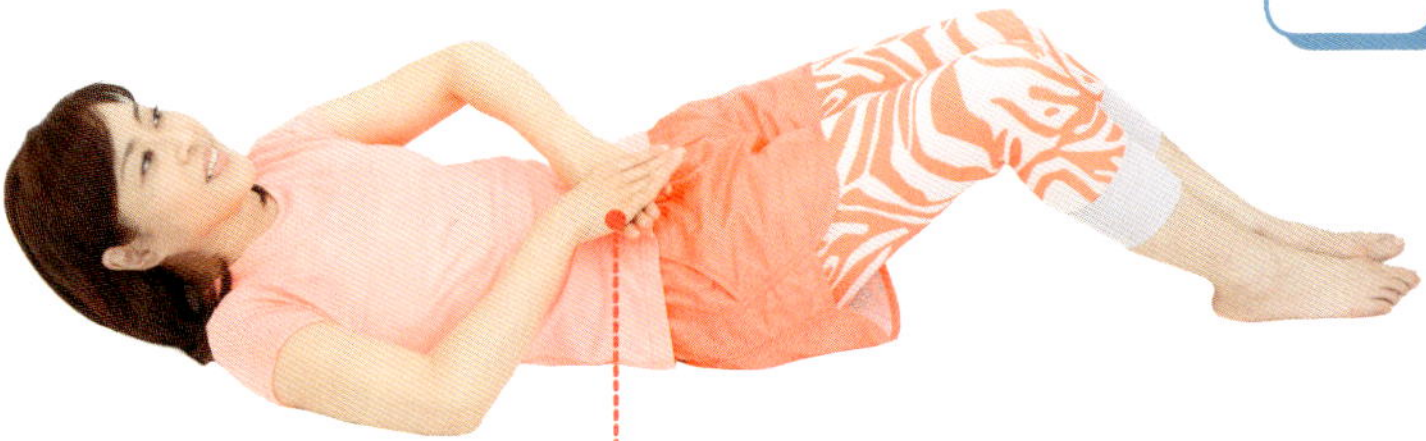

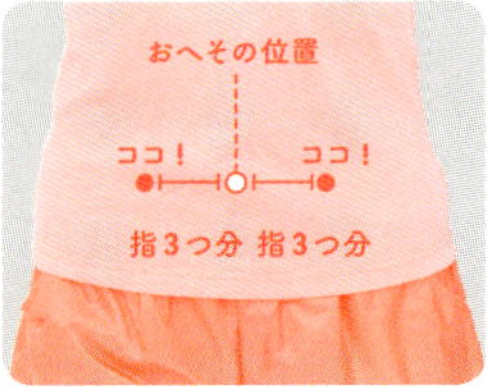

POINT

おへそから指3本分横にずらした場所に腸を刺激するツボがあります。就寝中の腸の働きがよくなれば、その分だけ明日の快便指数もUP!

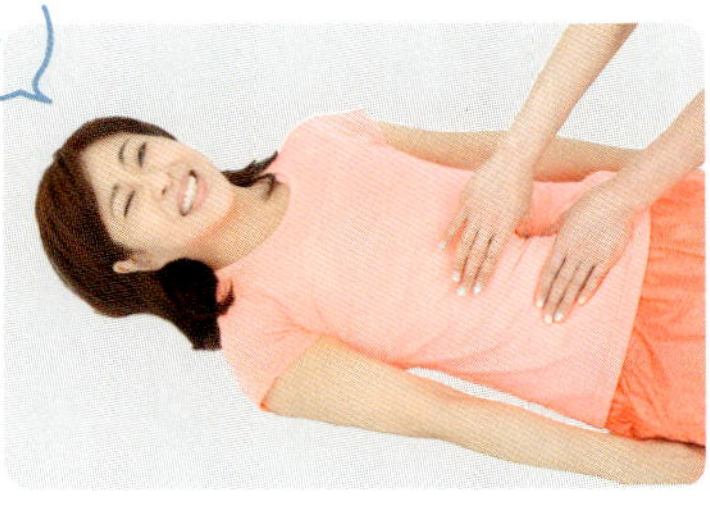

誰かにやってもらうとより効果的！

家族やパートナーのいる人は、ぜひ、ツボ押しをお願いしてみましょう。真上から力が入るので、自分でやるよりも効果は絶大!

就寝
Bedtime

今日に感謝しながらおやすみなさい……

以前の私は、ベッドに入っても眠れず、ネガティブ思考全開。頭に浮かぶのは、失敗したことばかり。

でも、小林先生の「失敗したことを思い返してもいい。でも必ずその後に、だけどこんないいこともあったと打ち消し、今日も無事に終われたことに感謝しましょう」というアドバイスを聞いてから、変わることができました。感謝することって、大事です。熟睡できるようになったのも、このアドバイスのおかげかも！

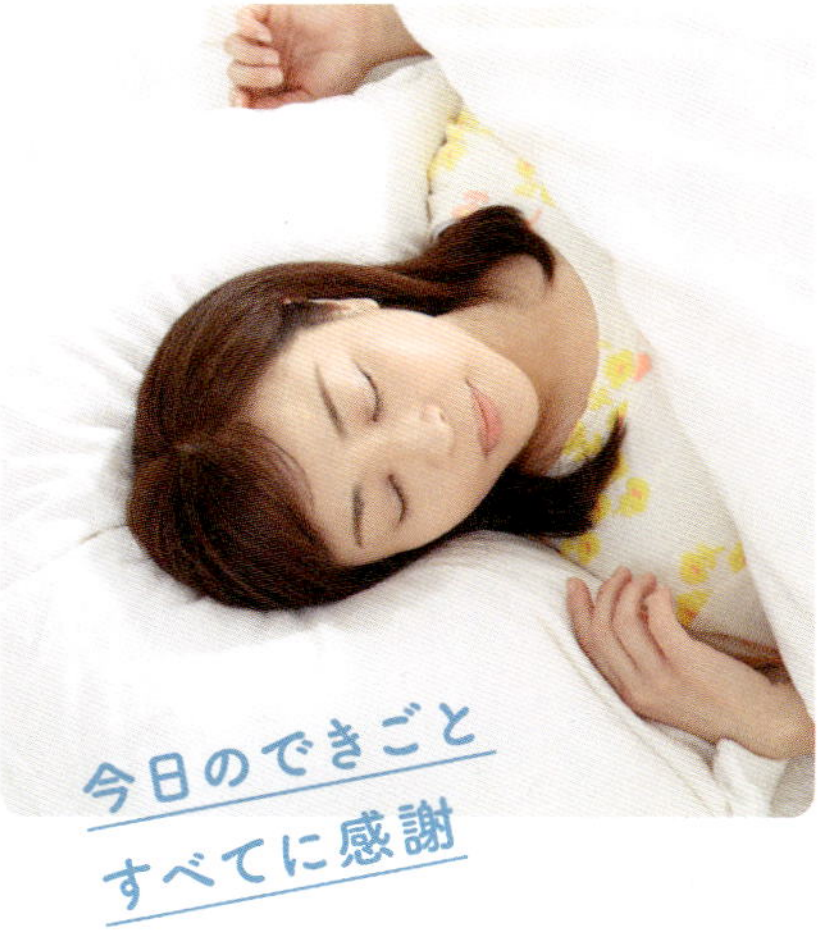

今日のできごと
すべてに感謝

美腸をつくる1日のスケジュール

6:00	起床
7:00	朝食 トイレタイム
8:00	出勤
9:00	
10:00	
11:00	
12:00	昼食
13:00	
14:00	
15:00	
16:00	
17:00	
18:00	
19:00	帰宅
20:00	夕食
21:00	入浴
22:00	
23:00	就寝

朝 POINT

・自律神経を整えるためにも、起床後は朝の光を浴びる
・コップ1杯の水を一気飲み
・バナナやヨーグルトでもいいので、朝食をとる
・トイレタイムは5分以内
　トイレ中は〝の〟の字マッサージや
　ストレッチで腸を刺激する

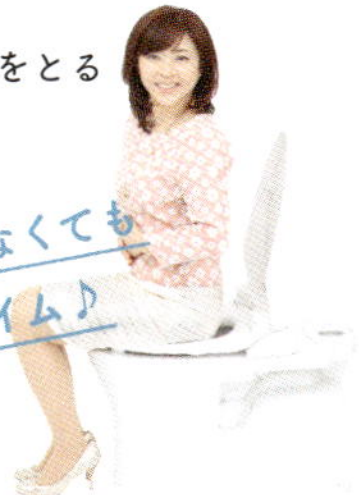
たとえ出なくても
トイレタイム♪

昼 POINT

・昼食は腸にいい食材を意識的にとる
・休憩やすきま時間に腸刺激ストレッチ
・疲れたときは「四・八呼吸」でリフレッシュ
・水分をたっぷりとる。外出時も水分を持ち歩く

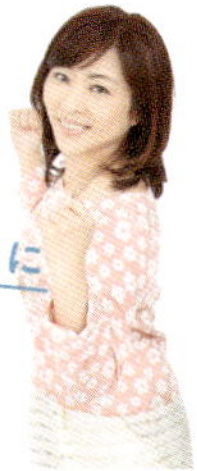
オフィスでも空き時間に
ストレッチ♪

夜 POINT

・1駅分、お散歩がてら歩いて帰宅
　（副交感神経を高めるためには、夕食後にのんびり
　ウォーキングするのがベスト）
・就寝の3時間前には夕食をとる
・入浴で副交感神経を高める
・「うんち日記」をつける
・寝る前は、とことんリラックスして、
　日付が変わる前に就寝する

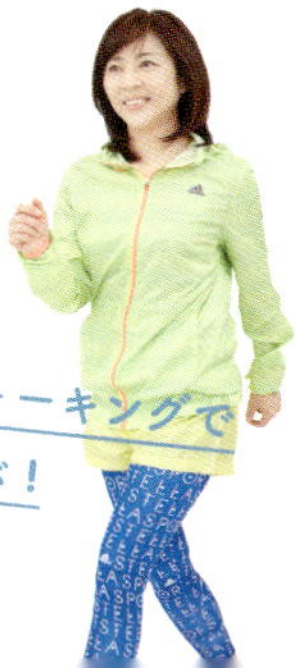
のんびりウォーキングで
腸がよろこぶ！

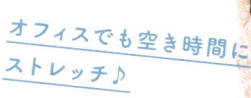

ルールになんて縛られないで！　自分が心地いい毎日を手に入れよう

どうですか？　内容は盛りだくさんだけど、ひとつひとつは、とても簡単でしたよね。でも、私はこれで長い長い便秘生活から脱出することができました！

最初から無理なくできたこと、ちょっと便秘がよくなってきて気分が上がり、それから前向きに取り組めるようになったこと、いろいろあります。

どうか皆さんも、無理せず、自分のペースで心地よく、できることから実践編に取り組んでみてください。まずは腸をかわいがることが第一歩！

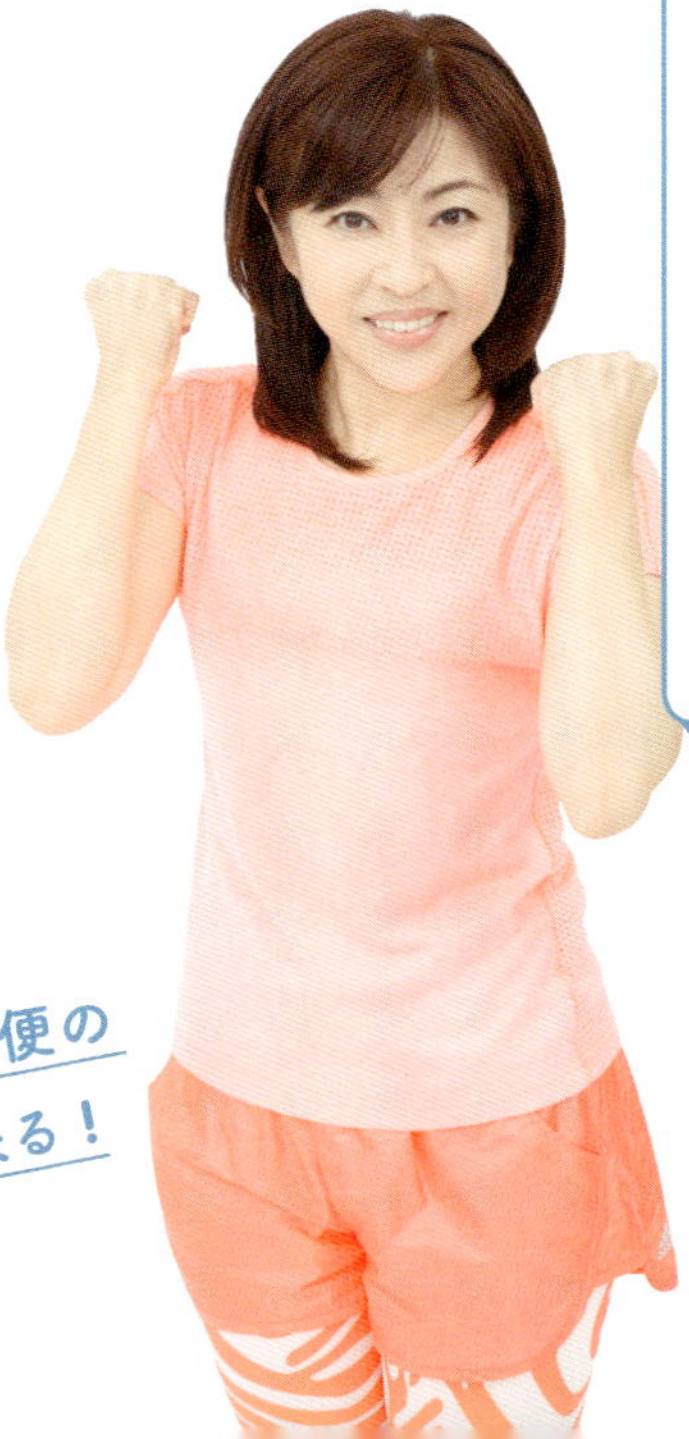

必ず快便の日は来る！

Chapter 4

便秘人生の終焉は NEW松本明子の始まりだった

悩みの種だった
フェイスラインのブツブツが改善！

便秘が改善したら、人生バラ色！　いやぁ、もうびっくりです。最初に〝美腸効果〟を実感したのは、便秘解消に取り組んでから3週間後。このころといえば、腸にびっしり詰まっていたうんちを体の外に追い出し、腸内細菌のエサとなる乳酸菌や食物繊維を摂る生活を始めたばかり。それなのに、約半年間も私を悩ませ続けていたフェイスラインのブツブツが、ほぼほぼきれいになってしまったのです！　信じられますか？

このブツブツは、ちょっとした湿疹《しっしん》やニキビというレベルは超えていて、赤紫色で〝できものの大親分〟のような堂々としたたたずまい。メイクさんがファンデーションで隠してくれても凸凹までは隠しきれず、テレビ画面を通してでもそこに何かが潜んでいるのが丸わかりでした。

メイクさんにも申し訳ないし、鏡を見るたび気分は落ち込むしで、何度も皮膚科に足を運びましたが、ブツのひとつさえよくなりませんでした。それが、なんということでしょう。詰まっている便が消えたと同時に、見違えるように美しくなってしまったのです。

体の老廃物は、ほぼ便と尿と汗で体内から排出されるそう。私は便秘なうえに代謝も悪く汗もでにくかったので老廃物が排出されず、ブツブツができてしまったというわけ。

あまり想像したくはないのですが、**腸にうんちが長期滞在していると腐《ふ》敗発《はいはつ》酵《こう》が起こり、有毒ガスなどの毒素が発生する**そうです。これが腸壁から血液に入り込むと、毒素が体中を巡ることになり、ニキビのみならず頭痛やめまいなどの原因にもなるのだとか。

そのことを私は、自分の体で実体験したのです。よくなったのはフェイスラインのブツブツのみならず、長年苦しんできた花粉症などのアレルギー症状、極度の冷え性、肩こりもよくなって、頻繁にひいていた風邪もとんとご無沙汰に。本当に、すごいんです。

腸をキレイにする生活は、超節約美容法だった！

美腸生活を続けて2年が過ぎたころ、テレビ番組で、なんと、私の美肌が取り上げられることになりました！　前だったら、考えられない話です。

以前の私は、顔にブツブツがあっただけじゃなく、1年を通して肌はカサカサ、冬になれば唇はパックリ割れるし指先はあかぎれでガッサガサ。ひじやひざはもれなく粉をふいて真っ白。本当にひどい状態でした。

当時といまを比較して、思い当たるのはやはり、便秘が改善したこと以外はないんです。何の自慢にもなりませんが、昔もいまも肌のお手入れはほぼしていませんし、相変わらず、リップクリームもハンドクリームも持っていません。それなのに、肌はどんどんきれいになっていくのです。

ヘアメイクさんに、肌のトーンが明るくなった、とか、クマがなくなったなど教えてもらうことはありましたし、自分でも肌の調子がいいなとは思っていました。それが、番組で行った肌診断の結果を見てびっくり。自分の肌のデータとは思えないほど、いい数字が並びました。

・肌の水分量・油分量　マイナス24歳
・肌年齢は実年齢よりマイナス12歳
・シワの数　1本（同年代の平均　約8本）
・シミの面積　67㎟（同年代の平均　163㎟）

いまは、この番組収録時よりさらに2年経っていますが、以前はメイク時間に最低1時間30分かかっていたのが、最近は1時間かからずにすむようになっています。

さらに嬉しいことに、長い付き合いのヘアメイクさんからは**「ここ数年で、シワもシミもぜんぜん増えてない。よくなった状態をそのままキープし続けている」**といってもらえました。

この言葉で私は、**〝美腸は、もっともお金をかけずにできる美容術〟**という確信を深めました。これが最先端美容法として話題になる日も近い、はず！

花粉の季節もへっちゃら！
春の風物詩〝両鼻ティッシュ〟ともお別れ！

私が便秘解消に取り組みだしたのが、2011年3月のはじめ。フェイスラインのブツブツが消えたことに気を取られてうっかり見逃すところでしたが、なんと大量の鼻水が出ていなかったのです！

季節は春に向かい、花粉がバンバン飛ぶ季節。例年ならひっきりなしにティッシュが必要なくらい鼻がグズグズになっているのに、今年は、それがない。にわかには信じられませんでした。

私と花粉症との付き合いは長く、1991年から9年間放送していたロケ番組『DAISUKI！』の中で、春になるとつららのように長い鼻水をタラ〜ンと垂らし、共演の中山秀征さんや飯島直子さんに大笑いされた記憶があります。鼻水を拭くのが面倒で、ついには両鼻にティッシュを詰めたままでロケに参加、なんていうこともあったほど、花粉症の症状はひどいものでした。

ところが、優に20年は付き合ってきた花粉症が、これまたわずか3週間で改善してしまったんです。その年だけたまたま、というわけではなく、4年経ったいまも花粉症の症状はほとんど出ていません。

これもどうやら、便秘が解消されたことと無関係ではなかったようです。

なんでも、**腸には免疫細胞の約6割が存在していて、便秘などで腸内環境が悪化すると、免疫システムが正常に働かなくなります。**そうなると当然、細菌やウイルスに対する抵抗力が弱まり、風邪をひきやすくなったり、アレルギー症状が出たり、怖いことにがんの発生率まで上がってしまうそうです。

以前の私はしょっちゅう風邪をひいて、体調を崩していました。免疫力が低下しているから風邪をひきやすい、というのは認識していましたが、その原因を便秘と結び付けて考えることはありませんでした。

あれだけつらかった花粉症が改善したことで、頭がボーッとすることもありませんし、季節に関係なく気持ちよくお散歩ができるようになりました。だからでしょうか。最近の私はお出かけが楽しくてしかたありません。

風邪もとんとご無沙汰！50歳手前で更年期障害とも無縁！

改善したアレルギー症状は、花粉症だけではありませんでした。疲れたときや免疫力が弱っているときには、ピアスの穴が膿《う》んでグジュグジュしたり何に反応しているのかわかりませんが、体に謎のカサカサの湿疹《しっしん》のようなものが出ていました。

そんなわけで〝快腸〟になるまでは自分は皮膚が弱いんだと思い込んでいましたが、便秘が治ったらすべてが改善するという、まさかのオチ。

もともとおしゃれ心とは縁遠い私ですが、せっかく開けたピアスの穴が、グジュグジュになってピアスがつけられなかったときは悲しかったです。それに、皮膚そのものの機能が弱っていたのか、少し掻《か》いただけですぐに大きなミミズ腫れになってしまうのも悩みの種でした。

それがいままでは、ピアスの穴のグジュグジュに悩まされることはほとんどないですし、ボリボリ掻いたら皮膚は赤くなるけれど、大きなミミズは出てこなくなりました。

以前は、疲れやすく、風邪もしょっちゅうひいていましたが、これも免疫力が強化されたせいでしょうか。気づけば、よくお目見えした謎の湿疹も風邪も最近はとんとご無沙汰です。

そしてこれはアレルギーとはちょっと違いますが、20代後半から私を悩ませてきた若年性更年期障害のような症状が出なくなったこと。これもまた大きかったです。体調によるのかなんなのか、かつては額や首筋から大粒の汗が出るホットフラッシュと呼ばれる症状が、折に触れて出現していました。仕事に支障もきたすので、これには本当に悩まされていました。

ところが、**48歳のいま。まさに更年期に悩まされる世代のど真ん中にいながら、更年期とは無縁の快適な日々を送っています。**

ホルモンバランスも問題なし。月経トラブルもなし。何から何まで、美腸サマサマでございます。

しっかり食べても太らない！ご飯を食べて〝おいしい！〟と感じる！

便秘だったころは、食べた分がそのまま体重に跳ね返る、というのは大げさですが、かなり太りやすかったのは事実です。当時の私は、万年便秘の万年ダイエッターで、体重が増えるのを気にして食べないし、食べないから腸の蠕動《ぜんどう》運動《うんどう》が鈍くなるしで、いいことなしでした。

思い返すと、**周りが心配するくらい食べる量が少なかった**かもしれません。地方ロケへ行ったとき、ホテルの朝食バイキングで一緒になったスタッフさんに言われた言葉が「松本さん、食欲ないんですね」ですから。皆さんはその土地の食材を使ったおかずなども含めてバランスよく盛り付けていましたが、私がトレーにのせてきたのはコーヒーとヨーグルトだけ。体重が増えるのを嫌うがあまり、食事を楽しむという発想は皆無《かいむ》でした。

ところがいまはどうでしょう。最初に変わったのは、空腹感でした。以前は、便秘3日目4日目あたりになると、お腹が苦しくて食欲さえわきませんでした。それどころか、吐き気を覚える始末。仕事先でせっかくご用意いただいたお弁当も、ひとくちふたくち箸をつけて終わりでした。でも、**便秘が治ったら、ものすごくお腹が空くんです。朝の目覚めとともに空腹感を覚えるなど、初めての体験**でした。

朝は、フライパンで大量に作った山盛りの野菜炒めを平らげちゃいますし、昼はそのときどきの状況に合わせて自由に選べないことも多いですが、夜は土鍋いっぱいに作ったキムチ鍋をペロリ。美味しいな、嬉しいな、と思いながらたんまり食べても太らない。そのときどきでしっかり食べるので、甘いものがほしいといった変な食欲に振り回されることもありません。こんなに幸せなことがあるでしょうか。

45歳にして、私は食べる楽しみを知りました。これまでの人生、ずいぶんもったいないことをしたな、とさみしく思う気持ちもありますが、人生まだまだ先は長い！　食事を楽しめるようになったことに感謝感激雨あられです！

冷え体質も卒業！代謝もアップして、すっかり健康体に

快便になって太りにくくなったこととも関連するのですが、美腸を育む生活を続けていたら、私はちゃんと汗がかけるようになっていました。それまでは温泉につかっても、ほとんど汗ばむことがないくらいの汗なし人間だったのが嘘のようです。

汗をかかないのは、代謝が悪いから。漠然とそんなふうに思ってはいましたが、どうすれば代謝がよくなるのかまで深く考えたことはありませんでした。運動不足が原因かな？　と頭をよぎったりはするものの、当時の私には運動する気力すらありませんでした。

でも、今回の体験を通じて、代謝の悪さにも便秘が関係していることを知りました。まったく便秘というやつは、どこまで悪さをすれば気が済むのでしょ

うか。

腸は、血液の源を作る器官。**いくら食事に気を配っても、便秘で腸が詰まっていると、栄養素の吸収を邪魔されてしまいます。**それどころか、栄養素の代わりに滞留した便から発生する毒素が吸収され、血液に紛《まぎ》れ込みます。

いうまでもなく、血液は全身に栄養素を運んでいるわけですが、毒素混じりのドロドロ血液では、各器官が必要とする栄養素をうまく届けることができなくなり、栄養素の受け渡し＝代謝が起こりません。これが、代謝が悪いという状態。代謝するときにはエネルギーを使うのでカロリーを消費しますし、代謝が活発になれば汗もかく。そんなからくりになっているのです。

また、便秘でいると腸内の細菌たちもエサをもらうことができず、本来の役割を果たせません。すると、太りにくくしてくれる物質などがつくられにくくなり、さらに太りやすくなるという側面もあるようです。

「健康な体とは、きれいな血液が全身の隅々にまで行き渡っている体のこと」といったのは小林先生ですが、裏を返せば、毒素を含んだ血液が全身を巡ると、体の不調を招くということになります。

ホルモンバランスも整って、女性ならではの悩みも改善

生理痛はまったくない、という女性のほうが少ないのではないかと思うほど、PMS（月経前症候群）や女性ホルモンの話題になると、「じつは私も……」という告白が後を絶ちません。

かくいう私も例外ではなく、若いころから生理痛と生理不順に悩まされていた口です。たいてい、生理の2〜3日前からお腹が痛い、お腹が張る、イライラする、などのPMSの症状が現れてきて、生理が始まれば始まったで、下腹を襲うズドーンとした痛みと闘っていました。

生理周期も平均40日と長く、生理痛が重いのはそのせいかな、などと思っていましたが、いまでは、生理周期がぴったり28日。重たい生理痛も消えてなくなってしまいました。

番組の企画で健康診断を受け、ホルモン値を測定する機会があったのですが、そのときも問題はゼロ。いたって健康というお墨付きをいただきました。

ただ、生理のときは、どうしたって快便というわけにはいきません。こればっかりはホルモンが関係しているので、どうにも避けようがないらしいです。でも、打てる手がないわけではありません。生理のときは、副交感神経が下がるから便秘になりやすい。つまり、副交感神経が上がること、たとえば、いつも以上にゆっくりペースで行動するとか、リラックスして過ごすとか、そういったことを心がけることが、腸のためになるそうです。

同じく、妊娠中もホルモンの影響で便秘になりやすく、私もそうとう苦しみました。ゆったりしたエプロンを膝までかけて、便座に腰かけたまま編み物や書き物をして4~5時間過ごすこともザラ。あのときの私が、腸をいたわる生活を送っていたら、どうだっただろうと思わずにはいられません。

もし、いまこれを読んでいる妊婦さんがいたら、**ゆっくり行動、にっこり笑顔、眉間にしわが寄ったら深呼吸、こんなことを試してみてください。**少しでも、いい影響があることを心から願っています。

夜もぐっすり眠れて朝の目覚めも最高！

代謝が上がったことにより、これまた私の長年の悩みであった冷え性までもが解消されました。季節を問わず、手足の指先がキンキンに冷える末端冷え性で、体が冷えないようにパジャマの上着は必ずズボンにＩＮしてベッドに入りますが、氷のように冷え切った手足はなかなか温まらず、１時間も２時間も寝つくことができませんでした。

ようやくうとうとしかけても、今度は、トイレで起きてしまいます。いわゆる頻尿というやつで、体が冷えているせいか夜中のトイレが近く、ひと晩に最低３回は寝室とトイレを往復していました。

こうなると、熟睡なんて夢のまた夢。寝つきが悪ければ寝起きも悪く、気持ちよく目覚めた試しがありません。当然、疲れの抜けない毎日です。

いまになって思えば、寝ている間に腸はいちばん活発に働くわけですから、これもまた便秘の悪循環を招く一因だったといえます。

冷え性がよくなったこと、日中、体を動かすのが日課になったこと、リラックス上手になったこと。いろいろな要因が考えられますが、最近の私は、ベッドに入ったら1分未満で高いびき。あっという間に眠りに落ちてしまいます。そして、トイレで夜中に目覚めることもありません。

寝ている間に腸をしっかり働かせるコツは、寝る3時間前までに食事を終えて、胃の活動を終わらせておくこと。そうすることで体は腸の消化活動に集中でき、仕事の効率がアップするそうです。

また、ベッドに横になってからでもできる「お腹押し」（93ページ参照）という、お腹のツボ押しもおすすめです。おへそから横に指3本分のところにあるツボを、イタ気持ちいいくらいにギュ－ッと押すだけですが、翌朝、その効果を実感できるかもしれないので、ぜひ、試してみてください。

なんて偉そうにいっている私ですが、最近はツボ押しをする間もなく眠りに落ちてしまう日のほうが多いような……。幸せな悩みです。

Doctor's Voice 3

知っておきたい腸のこと

「むくみ腸」を防げば、病気は防げる

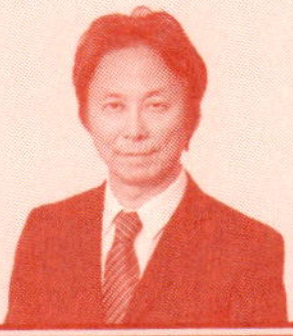

"むくみ"の根源は腸にあった！

みなさんは、「むくみ腸」をご存じでしょうか。

腸内フローラが悪玉菌優勢になった腸内では、刺激物質が発生して、腸壁が炎症を起こします。写真を見れば一目瞭然ですが、炎症を起こした腸は腸壁が厚ぼったく腫れています。この状態こそが、「むくみ腸」です。

むくみ腸は便通が改善すれば治ります。しかし、便秘による腸壁の炎症が何度も繰り返されると、そのたびにDNAが傷つき、細胞が生まれ変わるタイミングでしばしばエラーが生じます。このエラーこそが、がん細胞などの病気の始まりです。腸をむくませないことは、病気を遠ざけることにもつながるのです。

健康な腸

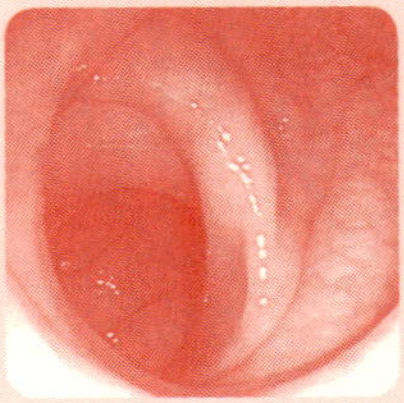

むくみ腸

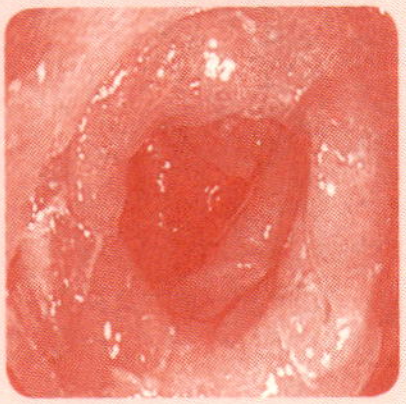

下剤はむくみ腸の原因 飲むなら整腸剤がおすすめ

便秘でむくみ腸になっているところに、下剤を使って無理に排便を促すと、腸の炎症はさらにひどくなります。また、下剤を使えば一時的にすっきりするかもしれませんが、根本的な解決にはなりません。

そこで私がおすすめしているのが、整腸剤です。整腸剤は乳酸菌と同じように善玉菌に働きかけ、腸の機能を整える薬です。当然ですが、ヨーグルトなどから摂取する乳酸菌よりも効き目は高くなります。長年の便秘で腸の機能が衰えている人にとって、整腸剤は短期間に腸内環境を整える強力なサポーターなのです。

整腸剤は医療機関で処方してもらうのがいちばんですが、それが難しい場合には、薬局で薬剤師さんに相談しながら、自分に合う整腸剤を見つけるようにしましょう。

むくみ腸が、顔や脚までむくませる

便秘が3日も続くと腸はむくみでパンパンになります。よく、便秘になるとお腹が張って苦しいといいますが、じつはその張りは詰まった便だけが理由ではなく、腸のむくみのせいでもあったのです。

また、むくみ腸は血流を滞らせてしまうので、腸ばかりでなく全身のむくみの原因にもなります。顔や脚がむくんでいるときは、ここ数日、腸にとって過酷な生活（食事を抜く、野菜を食べない、夜更かしなど）をしていなかったか振り返ってみましょう。

さらに、顔や脚のむくみを解消したければ、マッサージより何より、腸のむくみを取ることが最善策と心得て、もっともっと腸に意識を向けることが美容にもつながります。

私だけが知っている松本明子の"腸"事情③

証言者 3	ワタナベエンターテインメント 松本明子担当マネージャー歴3年目	三輪祐輝

Q1 松本明子さんの性格は？

まっすぐ。いつも明るく、よろこびや笑いの感情などもストレートに表現されるので。

Q2 便秘時代は暗かったと聞いてどう思いましたか？

初めて知ったときは、「信じられない!」と思いました。私が担当した2年前はすでに、テレビで観ていたままの常に明るく元気な松本さんで、友人も多く、オフの日は積極的に外出されていらっしゃいましたので……。

Q3 楽屋での松本明子さんは？

その日の朝のニュースやご自身の最近のできごとなど、ヘアメイクさんやスタイリストさん、私にも話題をふってくださるなど、常に何か会話をされています。収録前の楽屋は笑いが絶えず、とにかく毎回明るいです。

Q4 普段の松本さんの食生活は？

ロケで食事をご一緒させていただくときなど、野菜中心ではありますがお肉も召し上がりますし、好き嫌いもほとんどなく、全体的にバランスよく召し上がっている印象です。量も多すぎず少なすぎず、ご自身の腹八分目をわかっていらっしゃるような気がします。

Q5 松本さんの性格に助けられていること

どんなにキツいロケや収録でも前向きに明るく取り組み、スタッフさんとも気兼ねなく話し、現場の雰囲気を明るくしてくださいます。

Q6 松本さんの性格で困っていること

ときどき、元気で明るすぎてしまうところがあり、楽屋や新幹線のホームでの会話のボリュームや笑い声が大きくなりすぎて、私が慌ててしまいます。

Chapter
5

便秘が解消したら性格まで変わっちゃった！

快腸になってから、商店街には友達だらけ⁉

なぜなんでしょう。便秘が治ってからというもの、外に出るのが楽しくてしかたありません。これまでとは見えている世界が違うかのように、面白いことが目に飛び込んできます。

たとえば、お散歩中に仲よくなった亀おばさん。最初、向こうから歩いてくる姿を見たとき、両脇にラグビーボールか湯たんぽでも抱えているのかなぁと思って見ていたのですが、何度かすれ違ううち、ようやくそれが亀だということがわかりました。ずっと気になっていたものだから、小脇に抱えているのが亀だと判明した瞬間、頭で考えるよりも先に話しかけていました。

それ以来、私が出演した舞台の楽屋にも遊びに来てもらうほどの仲よしに。

快便になって以降、私の楽屋に遊びに来る人が増えて、しかもそれが、亀おば

亀おばさんと一緒に散歩している亀のリンリン＆ランラン

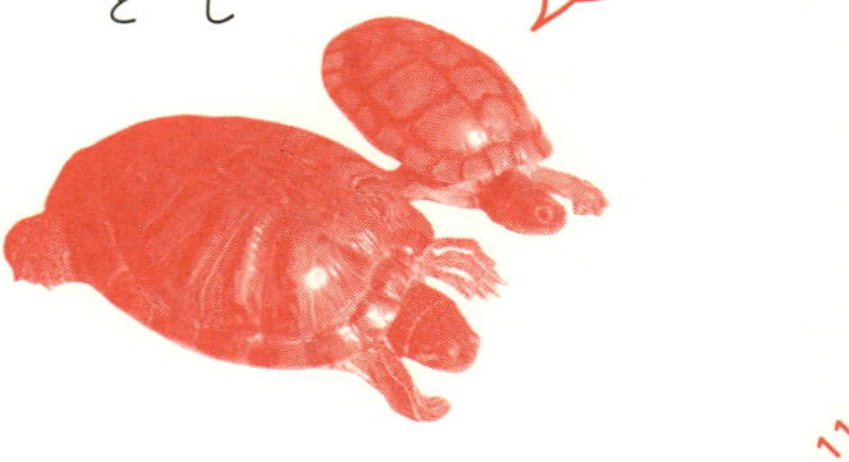

さんとか商店街で仲良くなったお友達（笑）。私のマネージャーは友達が多すぎてどう対応したらよいのか、いつもオロオロしています。

この年齢になって新しい友達ができるなんて思ってもみませんでしたが、この年だからこそ飾らない付き合いができて、気楽な一面もあります。そんなふうに、人と接することがどんどん楽しくなってきたら、以前だったら足を運ばなかったであろうお誘いにも顔を出すようになりました。

ここ数年で、いちばん記憶に残っているのは、アイドルデビュー同期の83年組との30年振りのランチ会。アイドル不作の年なんていわれましたが、小林千絵、大沢逸美、森尾由美、徳丸純子、木元ゆう子、桑田靖子という豪華なメンバーに私を加えた7人で集まり、昔話に花を咲かせました。これをきっかけに個人個人との付き合いも復活し、友達の輪は広がっていくばかりです。

一説によると、**腸内細菌の働きが悪くなると気分がふさぎ込んだり、うつのような症状がみられる場合もある**そうです。便秘の人全員がそうだというわけではありませんが、便秘が解消されて性格がガラリと変わるという現象は、医学的にみても不思議ではないそうです。

“楽しい時間を作りたい”気持ちのおかげで仕事にもいい影響がいっぱい

地方で早朝から撮影がある場合、前乗りといって、前の日の夜から現地に入って1泊することがあります。最終の新幹線や飛行機で着いて、宿では寝るだけ。それで誰にも迷惑はかけないし、仕事としても問題は何もありません。そして便秘時代の私は、このスタイルに何の疑問も持っていませんでした。当時はどちらかというと、人とのつながりをシャットアウトしているようなところがありましたから……。

ところがですよ。便秘が治って人との交流が増え、誰かと話すことの楽しさを知った私は、まるっきり人が変わってしまいました。ついこの間も、明後日の仕事はU字工事のおふたりと一緒だとわかった瞬間、「どうせなら、ふたりと飲みたいな」と思い立ち、「2時間くらい前に入って、一緒にごはんを食べませんか？」と誘って、実際にご一緒しました。

出演者だけではなく、前乗りしているスタッフの方々と食事をする機会も増えました。ここでコミュニケーションをはかれると、翌朝はスタート直後からいい雰囲気で収録が始まり、私も無駄にテンションを上げる必要がなく、とってもラクだということに、デビューして30年経って気がつきました。

以前は、カットの声がかかるとテンションがしゅるしゅると下がり、楽屋に戻るとしゅんと無口になっていましたが、いまは、カメラの前にいるときと普段の私の間に、差がまったくありません。

マネージャーに「あっこさんの楽屋はすぐわかる」といわれるのは、ガハハ笑いが廊下の外まで漏れ聞こえているからだそう。楽屋でも笑いっぱなしのしゃべりっぱなし、収録に入ってからもテンションはそのまま。あまりに変わらなさすぎて驚かれるほど、変わりません。

人と接する機会が増えた分、いまのほうが忙しくしていて確実にエネルギーを使っていると思うのに、毎日が楽しくて、疲れをまったく感じません。体調がいいというのは、そういうことなんですね。

毎日楽しい！ 毎日元気!! 悩んでいる時間なんて、もったいない

すっかりドケチのイメージが定着してしまったせいでしょうか。それともおばちゃんキャラだからでしょうか。私がスマートフォンを持っているというと、たいそう驚かれることがあります。

確かに、便秘時代の私はアナログ一辺倒。連絡を取るのは家族とマネージャーくらいのもので、二つ折りのパカパカ携帯さえあれば、不便を感じることはありませんでした。

ところが、行動的になって交友関係が広がり、積極的に友達に連絡をとるようになったので、スマホデビューを果たしたのです。ついには、遅ればせながらSNSも始めちゃいました！

以前だったら、新しいことに取り組むこと自体を億劫に感じて尻込みしてい

ましたが、快腸を手に入れた私はイケイケです（笑）。40代半ばのスマホデビューで四苦八苦はしたものの、使ってみればこれほど便利なものはありません。特にスマホは、お友達とも気軽に連絡を取り合えますし、お散歩の途中で出合った可愛らしい鳥の写メを撮ってマネージャーに送ったり、ちょっと時間が空いたときに気になっていた舞台の上演時間をチェックしたり。思いを即行動に変えるツールとして、私なりに便利に使いこなしています。

パカパカ携帯に何の不便も感じていなかったころは、誰かに連絡をしようと思っても「いま、タイミング悪いかなぁ」と躊躇し、実際に電話をかけるまでに数分間は必要でした。写メを撮るのはブログ用にコレと思ったものだけ必要最低限。舞台観賞は昔から好きでしたが、いまのように「観る時間ができたから チケット！」と即断即決で行動できるような自分ではありませんでした。

何かをしようと思ったときに、迷いがなくなった。この変化のおかげで、私の止まっていた時間が動き出し、1日24時間をフルに楽しめるようになりました。充実した時間を過ごしていると疲れを感じないし、それどころか、ますます元気！ 思うがままに行動ができるよろこびを、もう手放せません。

忙しくしているとくよくよ悩むヒマもなくなった⁉

10年来の付き合いのマネージャーいわく、昔の私なら起こりえない珍しい買い物先、原宿。出かけるのは地元のスーパーがせいぜいだった私が、カラータイツを買いに原宿・竹下通りまでひとりで出かけたのですから、驚くのも無理はありません。

私としては、衣装で穿《は》いたピンク色のタイツが可愛くて、スタイリストさんに場所を教えてもらって出かけただけなのですが……。でも確かに、以前ならあり得ない行動です。便秘だったころは、スケジュールに空白があれば、いったん自宅に帰ってのんびり過ごしていたものですが、いまは空白恐怖症にでも陥ったかのように、すぐに予定を入れてしまいます。お散歩だけという日もありますが、観たかったお芝居のチケットを大急ぎで手配して、ピューンと出かけることもしょっちゅう。思い立ったら、迷うことなく即行動。心と行動が直結している感覚です。

そう考えると、前はうじうじと迷って悩んでいましたねぇ。やりたいことがパッと浮かんでも、でもあれがどうだからとか、できない理由ばっかり探していた気がします。何に対してもネガティブで、5日も前の仕事を思い出しては、「どうしてあのとき、ああやって言わなかったんだろう」なんて、ぐじぐじ悩んでばかりいました。

それが、あちこち出かけるようになって忙しくしていると、記憶がどんどん上書きされていくからか、**何か悩んでいたはずだけど、何だっけ？　という感じで、落ち込むヒマすらなくなりました。**もちろん、ミスはミスとして反省しますが、その場で答えが出たらあとに引きずらない。そんな気持ちの切り替えができるようになってきました。

便秘だったからネガティブだったのか、ヒマな時間が私を後ろ向きにさせていたのか定かではありません。でも、もうそこから抜け出せたんだから、まあ、いいか。最近は何でも、この調子です。

ドケチ根性は変わらずとも、服選びのチョイスに変化！

昔は着られるものなら何でも着ていた私ですが、最近はおしゃれに目覚めてきました。これも美腸効果なのでしょうか。

便秘時代の私のクローゼットは黒一色。明るい色といえばグレーがせいぜい。暗黒の住人か？　というくらいに、真っ黒でした。かといって、こだわって黒を買っているかというとそうではなく、ただ手に取るものが黒だった、というだけのこと。

いまもドケチ根性は変わらずで、息子のお下がり（お上がり？）のジーンズも普通に穿きますし、お義母さんのお下がりでも気にしませんが、自然と明るい色のお洋服に手が伸びます。今年の冬に愛用していたジャケットは、ドケチ企画のロケで伺った激安洋品店でゲットした798円のもの。週1回、名古屋の番組で会うニッチェのふたりには、「あっこさん、会うたんびにそのジャケット着てますね」とツッコまれるほどのヘビーローテーションっぷりでした。このジャケットも、ピンクを基調としたツイード風のカラフルなもので、パッと見た瞬間にいいな、と思って購入しました。うすいピンク色のスカーフなどの小物もちょっとずつですが増えましたし、お花畑とまではいわないまでも、私のクローゼットはだいぶ明るくなりました。

人と会う機会が増えたからおしゃれに気を使うようになったのかとも考えましたが、やはり、理屈ではなくて感覚のほうが大きいように感じます。

心理学の世界では、黒い色を選ぶときは、よくいえば自分を貫くときで悪くいえば頑固になって思い込みが激しいときともいわれますが、確かに当時の私は、いつも下ばかり見ていて、見えている世界があまりに狭過ぎました。

それに比べるといまは、**自分には無理だ、できないと思っていたことが単なる思い込みで、やってみたら意外に楽しいという経験を山ほどして、グンと視野が広がりました。**そこで柔軟性が生まれ、服選びにも影響しているのだとしたら、それは素直に喜びたいな、と思います。

体を動かすのって気持ちがいい！ついには女性専用フィットネスにも入会

ダンナは体を鍛えるのが趣味で、スポーツジムにも定期的に通う肉体派。それに引き換え妻である私は、運動とはとんと無縁の人生でした。ところが、便秘解消生活がきっかけで始めたお散歩に、すっかりハマってしまいました。

足元は息子のお古のスニーカー。トレーニングウエアを着込むわけでもなく、最初は本当に軽い気持ちでのスタートでした。できれば週2〜3回、歩けるといいいねくらいの低い目標設定が、私の気をラクにしてくれました。

ともすれば、自分の中の真面目さがムクムクと顔を出し、歩幅を大きく歩いたほうがいいかな、腕も振ったほうがいいかな、なんて上級者レベルを目指そうとしがちなところを、グッとがまん。誰かと競争しているわけじゃないし、と自分に言い聞かせながら、その日の気分最優先で歩いていました。

そして、1カ月経つころにはほぼ毎日歩くようになっていて、30分が1時間になり、徐々に歩くスピードもアップして、しまいには、歩かないと気持ち悪いと感じるまでになってしまいました。

歩くことで自信がついたのかもしれません。ある日、通りがかりに見つけた女性専用フィットネスに興味を惹《ひ》かれ、お義母さんを誘って無料体験に行ってみました。

中に入ると、その場足踏みなどの有酸素運動スペースと筋力トレーニング用のマシーンが円を描くように交互に置かれていて、30秒やったら隣、また30秒やったら隣を繰り返すサーキットトレーニングを行います。パッパパッパと移動していくうちにテンションが上がり、時間が過ぎるのもあっという間。

1回にかかる時間は30分。隙間時間にササッと行ってできるのが、私の生活スタイルに合っていました。時間が空いたらパッと行けるよう、移動用の車の中に、トレーニングウエアとシューズを常備。理想のプロポーションを手に入れる、なんて高望みはせず、汗をかく爽快感を味わいに通っています。

それにしても、**人間は何歳になっても変われるもの**なんですね～。

便秘が治って子育ても変わった！　太陽のような母親になれてきたかも!?

巷《ちまた》ではよく、お母さんは太陽だ、などといわれます。自分でそれを意識したことはありませんでしたが、今回、体調だけではなく性格までもが180度激変したことで、家庭内の雰囲気が変わったことを実感しました。感覚的なものなのでうまく説明できませんが、家の中の風通しがよくなったような、流れる〝気〟が変わったような、そんな感じです。

わが家には、夫も私も溺愛しているひとり息子がいます。かつての私には趣味と呼べるものもなく、息子一筋！　な面があったことは否定できません。もう大好きすぎて、息子のすべてが気になるんですよね。冷静に振り返ってみると、いちいち口出しをするうるさい母親だったかもしれません。

それでいて気持ちの切り替えが下手なものだから、仕事の失敗をいつまでも引きずってはクヨクヨし、息子の何げない言動にイラッとして反射的に叱るようなこともありました。理不尽に叱っていることは自分でもわかっています。わかっているからこそ、叱った後に自己嫌悪。それでまたクヨクヨし、いったいいつニコニコしているんだ？　という状態でした。

それが、ほぼ笑いっぱなしの現在。**自分が楽しい気持ちでいると家族にも伝染するのか、家の中がすっかり明るくなりました。**

よく、他人を変えたければ自分が変わることだなどといわれますが、本当ですね。こういう雰囲気の中で息子の思春期に向き合えたことに、いまはとっても感謝しています。

息子は中学生になり、絶賛思春期真っ只中。私が電話でガハガハ大笑いしながら大声でしゃべっていると、「家で電話するな！」なんていわれてしまいます。便秘でふさぎ込んでいた数年前なら、その言葉にカチンときて言い返していたはずですが、いまは、「まぁ、そういう年頃だしね」と、サラッと水に流せます。腫れ物に触るふうでもなく、過剰に反応するでもなく、いい距離感が保てているのでは、と絶賛自画自賛中の私です。

ダンナとは別々な時間が増えたのに、前よりも深い信頼と絆に

便秘が治ってから、夫婦の関係も少し変化しました。

いちばん大きかったのは、寝室を別々にしたことでしょうか。寝る時間は昔からバラバラ。仕事で遅く帰ってきたときなどは、互いに気を使いまくりですごしていました。体を鍛えているダンナと私とでは体感温度が違い、夏になると20度設定のクーラーがギンギンに効いた部屋で、私は布団をこんもりとかぶって体の冷えと闘っていました。寝る前は音楽を聞きたい私と、DVDを観たいダンナ。互いのペースが異なるけれど、別々に寝るなんていう発想は、当時はみじんも浮かばなかったんです。

ところが、便秘が解消されて自分のことが好きになり、自分を甘やかすことができるようになった私は、いまの状況はお互いがお互いを思いやって成立し

ている関係でけっして悪いことではないけれど、どちらかが気を使っているというのも何か変。と、ようやく気づきました。そこで思い切って寝室を別々にすることにしてみたのです。嫌いで別れるわけじゃなく、個人の時間を充実させることでふたりの関係がよりよくなる。そんな前向きな別れです（大げさ？）。

それから以前は、互いに無口で息子のことがあるから会話が成立する。そんな物静かな夫婦でした――。少なくとも私はそう思っていたのですが、じつは、そうじゃなかったんです。ダンナはもともと口数の少ない人ですが、昔から体を鍛えるのが趣味で、社交的で交友関係も広く、私の友人関係もほとんどがダンナ経由のものでした。――そうです。息子のこと以外、話すことがなかったのは、私だけだったのです。

私が外にどんどん出て行くようになってからというもの、私には話したいことがいっぱいあって、家でもうるさいくらいに話すようになり、**夫婦の会話がグンと増えました。**

これなら息子が成長して巣立った後も、**夫婦ふたりで笑いながら楽しく暮らしていける。**そう思えることが、いまは本当に幸せです。

Doctor's Voice 4

知っておきたい腸のこと

女性の死因 No.1 は大腸がん

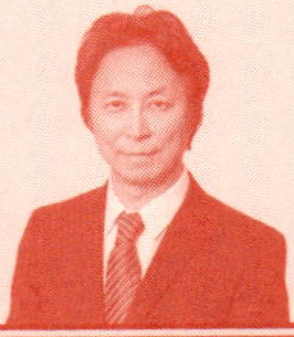

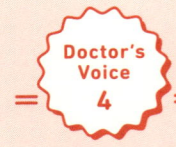

日本人の"腸内環境"は危機的状況！

結腸がんと直腸がんを合わせた「大腸がん」は、女性の死亡率ナンバー1（厚生労働省「人口動態統計」2011）。男性でも死亡率3位です。便秘だから大腸がんになる、という因果関係は科学的に証明されてはいませんが、無関係だと断言するのも無理があるでしょう。

いまから約60年前、1950年の統計では大腸がんによる死亡者数は約3,700人だったのに対し、2011年には約46,000人と、およそ12倍にも増えています。私はこの原因が、生活スタイルの変化にあると考えます。食生活の欧米化、不規則な生活、ストレスの増加……。腸にとっては本当に過酷な状況です。現代は腸をいじめる環境にある。まずはそれを意識することが大切です。

腸内環境を整えれば、体の不調の7割は解決!?

じつは、免疫機能を司る細胞の約6割が腸に存在しています。便秘になって腸の働きが悪くなると、免疫力も下がり、ウイルスへの抵抗力が弱まるため、風邪やインフルエンザなどの感染症にかかりやすくなります。また、免疫力には体内で発生した有害な細胞を除去する働きもあるため、これが働かないと、がん細胞が増殖する原因にもなってしまうのです。

このため、私はよく、「腸内環境が整えば、体の不調の7割は解決する」と言っています。

適切な方法で便秘を治して、更年期も快適に

現在、松本明子さんは、一般的に45〜55歳の女性にもっとも症状が強く出るといわれる更年期のまっただ中にいます。ですが、更年期障害とは無縁の毎日を過ごしています。その理由は、もちろん腸です。

松本さんが便秘だったころに悩まされていた、冷えやネガティブ思考、生理不順。これらはみな、更年期障害の前触れのような症状です。もし、便秘を改善していなければどうなっていたか。考えるまでもありませんね。

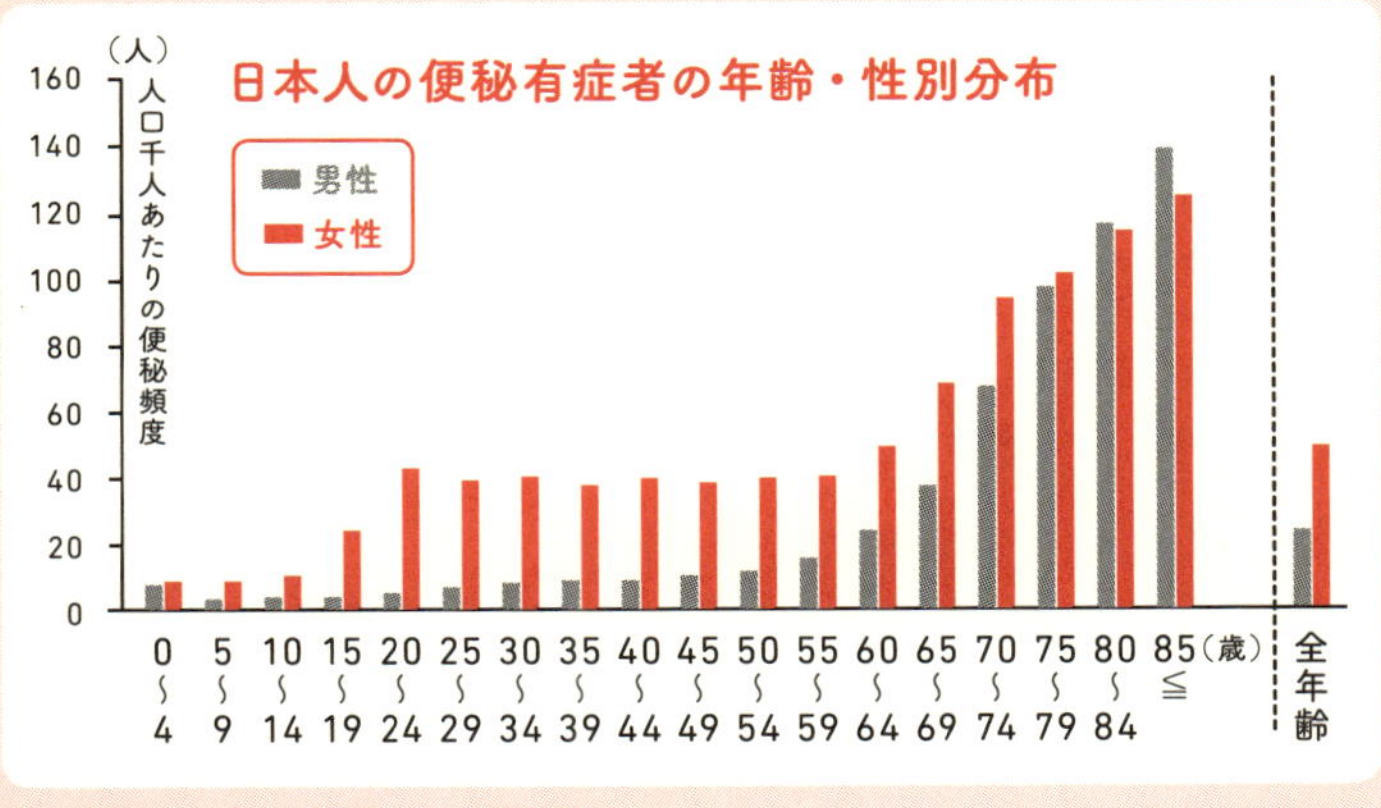

厚生労働省：平成22年国民生活基礎調査

Doctor's Voice 5

知っておきたい腸のこと

これから は〝腸内細菌ダイエット〟が流行る

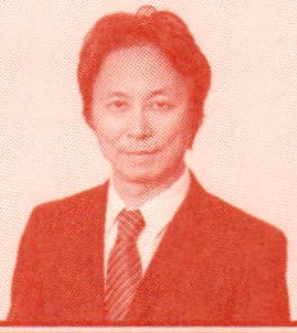

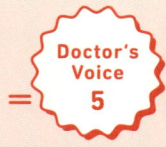

太るも痩せるも腸内細菌次第!?

同じような食生活、生活スタイルでも「太りやすい人」と「痩せている人」がいる。みんなうすうす気づいていたけど医学的に証明できなかったこの現象も、じつは、腸内細菌の仕業である可能性が高まってきました。

すでに、痩せたマウスに太ったマウスの腸内細菌を移植すると肥満になるというデータが出てきていますし、人から人への「便移植」でも同じような結果が数多く見られるというのですから、信ぴょう性は高いでしょう。

「デブ菌」「ヤセ菌」は誰の腸にもある

腸内細菌の中には、必要のない栄養素までを過剰に取り込んでしまう「デブ菌」と、脂肪細胞が余分な栄養素を取り込まないようにする「ヤセ菌」が存在することがわかってきました。

両者の理想のバランスは、デブ菌4：ヤセ菌6。標準体型の人や痩せ型の人はこのバランスで保たれていますが、やはりというべきか、太った人はデブ菌が6とか7くらいの割合であることが多いのです。デブ菌の割合が高いまま、どれだけ食事制限をしたところで痩せられません。ここに腸内細菌をうまく利用したダイエットのヒントがありそうです。

「ヤセ菌」を増やすには夜ヨーグルトがオススメ！

これからは、痩せ菌を増やすことが健康的で無理のないダイエットといわれる時代になることでしょう。そこで知りたいのは、痩せ菌を増やす方法ですね。

これはもう簡単で、腸で善玉菌のエサとなる乳酸菌や食物繊維を摂ることです。そして、もっとも効率よくいい結果が得られるひとつの方法として僕がおすすめするのが、「夜ヨーグルト」です。

プレーンヨーグルトに、食物繊維が豊富なキウイ、オリゴ糖を含むはちみつをかけて食べると、相乗効果で腸内の働きがさらによくなります。

この「ヨーグルト＋キウイ＋はちみつ」は、寝る1時間前くらいに食べるのが効果的です。腸内細菌のエサとなる「乳酸菌」と「食物繊維」を与えて、腸をいっぱい可愛がってあげましょう。

さらにおすすめしたいのが、いろいろなヨーグルトを食べることです。ヨーグルトに含まれる菌にはさまざまな種類があり、まず自分の腸と相性がいい菌をさがすことが大切。また、ずっと同じヨーグルトを食べると、菌の効き目が弱くなることもあります。そのため、定期的にヨーグルトの種類を変えて、異なる菌を腸に届けることで腸内環境が整い、ダイエット効果にもつながります。

私だけが知っている松本明子の"腸"事情④

証言者 4	俳優 夫婦歴 17年	本宮泰風

Q1 松本明子さんの性格は？

以前は小心者、心配性、完璧主義、誰も期待していないのに頑張りすぎて、ひとりで疲れ果てていた。細かいことでいつまでもくよくよ悩む。いまは、ずいぶん性格も大らかになったと思う。細かいことを気にしなくなった。

Q2 妻が便秘であるのを知ったのはいつごろ？

結婚してから。毛糸と編み棒、雑誌や台本を持ち込んでトイレに長時間入っていたので、トイレがふさがって家族が困った。それに以前は、オナラが悪臭だった。

Q3 便秘の愚痴や悩みを聞いたことは？

トイレから出てくるたびに「難産だった！」が口グセだった。かわいそうだと思っていましたが、助けてあげられなかった。妊婦のときはお腹が大きいので、便秘でお腹が張っているのかよくわからない状態だった。

Q4 便秘解消前と解消後の変化【性格】

以前は思っていることをあまり口にせず、飲み込むことが多かった。不満なども溜めて、あふれたら一気に爆発するところもあり、正直戸惑いもあったが、いまはオープンな性格になって何でも話すようになり、以前よりも会話が増えて性格も明るくなった。テレビを観てひとりで大笑いしている。声が大きくなって、ときどき、うるさいくらいよくしゃべる。

Q5 便秘解消前と解消後の変化【服装】

以前は黒い服が多く、ファッションにもあまり興味がなかったようだが、いまは安くて気に入ったものを手に入れたり、明るい色、年齢より若い洋服を着て出かけたりして、楽しんでいる。自分に気を使うようになった。

Q6 便秘解消前と解消後の変化【行動】

以前は友達もいない、出かけることもない、家にいる時間が多かった。30代40代、育児と介護で優先順位も自分のことが後回しになり、自分を気遣うことができなかった。いまは時間の使い方がうまくなって、友達もでき、出かけるようになり、楽しいことがいっぱいあるようで毎日明るくイキイキしている。

Q7 運動するようになったことをどう思う？

スポーツや運動をしたことがなかった（興味なし）が、ウォーキングやジムが日課となり、自分の健康に気を使うようになった。とてもいいことだと安心している。逆に食欲が増して、食べ過ぎないか心配になるほど。

Q8 便秘解消後、家庭内の雰囲気に変化は？

行動が活発になったことで、家族もみんな行動的になり、会話も増え、毎日笑いも絶えず、明るくなった。

Q9 家族への接し方に変化はありましたか？

以前は仕事から帰ってきて、疲れているとちょっとしたことでも怒り出し、息子にガミガミ厳しく怒鳴ったり、翌日もしつこくネチネチいったり、いつまでも同じことを引きずっていた。1言うと10言い返された。昔の小さいことをほじくり返して、しつこく突っかかってきたりもした。いまは、家族にいうべきことをいうと、カラッとさっぱり引きずらない。息子にも丸くなり、夫婦ゲンカもなくなった。

Q10 便秘が治っていちばんよかったことは？

便秘が改善されたことにより、妻が明るく健康的になったことで、夫婦円満、家族が幸せになったこと。

おわりに

腸にいい生活が健康への近道なんだ！

どうですか？　がんばらずにゆったりニコニコ、していますか？　元気、出てきましたか？

焦らなくても、大丈夫。1日に何回か腸のご機嫌をうかがって、腸がよろこぶことを続けていけば、いい変化は必ず後からついてきます。だから、諦めずに、自分にできることを細く長く続けていってほしい。心からそう思います。

今回、自分の長い長い便秘人生を振り返ってみて、あらためて、よく頑張って耐えてきたな……と、しみじみ感じました。そして、どうせ遺伝だから何をしたって治らないと開き直り、治すための情報収集さえ放棄していた自分の頭を小突いてやりたい気分です。

でも、便秘だから前向きになれない部分もあっただろうし、便秘で下ばかり向いていたから視野が狭くなっていたというのも否定できません。

いずれにしても、私の45歳までの人生は、便秘に支配されていました。

小林先生から「人間は腸（原腸）から始まり、そこから脳や心臓が作られるんです。腸は脳と並ぶかそれ以上に大切な器官なんですよ」と教えてもらいましたが、人間にとってそれほどまでに重要な腸をないがしろにしてきたせいで、以前の私は体にもメンタルにも悪影響が出てしまっていたのですね。

腸にいい生活が、人生を豊かにする。いまは自信を持って、そう言い切れます。そして、腸がよろこぶ生活が日常となったいま、私は、これから先の人生が楽しみでしかたありません。年齢を重ねることが、ちっとも怖くありません。

便秘で苦しんでいる間に失っていた楽しみを、これからの人生で倍返しで取り戻したいと思いますし、苦手だと思い込んでいたことにもどんどんチャレンジしていきたい。

あるテレビ番組で、私の寿命は108歳と診断されたことがありますが、本当にそれくらい、ニコニコ元気に生きられるんじゃないかと、けっこう本気で思っていたりもします（笑）。

便秘が治って自分に自信がついたこと。物事に前向きになれたこと。誰とでも仲よくなれる自分になれたこと。そして、家族が前以上に仲よくなれたこと。いまはすべてに、感謝しています。

私に便秘を解消するきっかけを与えてくれた『たけしの健康エンターテインメント！　みんなの家庭の医学』のスタッフの方々、私の性格を瞬時にして見破り、的確な指導で私の便秘を治してくれた、順天堂大学の小林弘幸先生、小林メディカルクリニック東京の小林暁子先生、本の制作に協力してくれたヘアメイクの桜井章生さん、ワタナベエンターテインメントの鈴木マネージャー、三輪マネージャー、そして私の変化を一緒に喜んでくれている家族。すべての人に、ありがとうを贈ります。

２０１５年５月

松本明子

Special Thanks

制作協力
小林メディカルクリニック東京
院長　小林暁子

ブログ写真提供
株式会社サイバーエージェント

企画協力
株式会社ワタナベエンターテインメント
鈴木朝実
三輪祐輝

松田健次

ヘアメイク
桜井章生（Velvet on the Beach 代表）

スタイリスト
髙村純子

衣装協力
Bou Jeloud
アディダスグループお客様窓口

腸をキレイにしたら たった3週間で体の不調がみるみる改善されて 40年来の便秘にサヨナラできました!

発行日 2015年 5 月31日 第 1 刷
発行日 2015年11月 2 日 第14刷

著者 松本明子
監修 小林弘幸

デザイン 細山田光宣、鎌内文(細山田デザイン事務所)
撮影 篭原和也
イラスト キットデザイン
編集協力 今富夕起
校正 鈴木初江

編集担当 片山緑
営業担当 菊池えりか、伊藤玲奈
営業 丸山敏生、増尾友裕、熊切絵理、石井耕平、綱脇愛、櫻井恵子、吉村寿美子、田邊曜子、矢橋寛子、大村かおり、高垣真美、高垣知子、柏原由美、菊山清佳、大原桂子、矢部愛、寺内未来子
プロモーション 山田美恵、浦野稚加
編集 柿内尚文、小林英史、杉浦博道、伊藤洋次、舘瑞恵、栗田亘、森川華山
編集総務 鵜飼美南子、高山紗耶子、高橋美幸
メディア開発 中原昌志、池田剛
講演事業 齋藤和佳、高間裕子
マネジメント 坂下毅
発行人 高橋克佳

発行所 株式会社アスコム

〒105-0002
東京都港区愛宕 1-1-11 虎ノ門八束ビル
編集部 TEL:03-5425-6627
営業部 TEL:03-5425-6626 FAX:03-5425-6770

印刷・製本 中央精版印刷株式会社

Printed in Japan ISBN 978-4-7762-0874-7